SVEN-DAVID MÜLLER · CHRISTIANE WEISSENBERGER

Ernährungsratgeber Laktoseintoleranz

Genießen erlaubt!

schlütersche

Inhalt

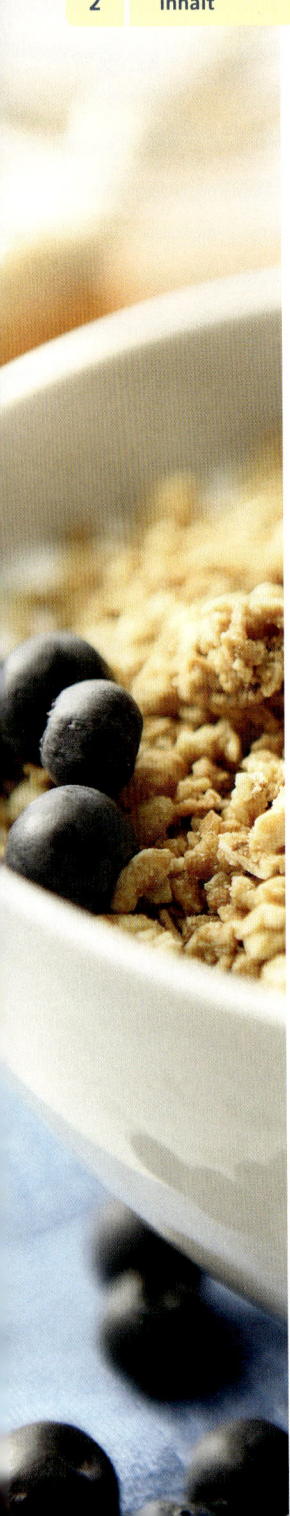

6 **VORWORT**

9 **LAKTOSEINTOLERANZ – WICHTIG ZU WISSEN**
10 Was ist Laktoseintoleranz?
15 So wird Laktoseintoleranz diagnostiziert

19 **DIE ERNÄHRUNG UMSTELLEN – ABER WIE?**
20 Richtig essen bei Laktoseintoleranz
30 Die Inhaltsstoffe unserer Nahrung
42 Laktosefreier Musterplan
44 6 Tipps für das tägliche Leben bei Laktoseintoleranz

47 **60 REZEPTE – LECKER ESSEN BEI LAKTOSEINTOLERANZ**
48 **Frühstück**
48 Sonntagsfrühstück
50 Europafrühstück
51 Nordseefrühstück
52 Bauernfrühstück
54 Pancakes
56 Honig-Bananen-Müsli
57 Rote-Grütze-Müsli
58 Vitamindrink
59 Mango-Lassi
60 Zweifruchtkonfitüre mit Vanille
61 Rhabarber-Fruchtaufstrich mit Brombeeren
62 Erdbeer-Kokos-Konfitüre

64 Mittagessen

64 Kartoffelsuppe mit Schinkenchips
66 Kürbis-Orangen-Suppe
67 Eier mit Tomatenvinaigrette
68 Lachs mit Teriyaki-Dressing
70 Zitronenhühnchen
71 Rinderragout
72 Überbackenes Schweinefilet mit Cocktailtomaten
74 Hackfleischpfanne „Chinese Style"
76 Ofenlachs auf Kartoffel-Karotten-Gemüse
78 Scholle mit Cocktailtomaten
79 Seelachs mit Senf-Honig-Kruste
80 Zitronenspaghetti
82 Rotes Risotto
83 Knusperkartoffeln
84 Fenchelgemüse mit Tomaten-Oliven-Soße
86 Kartoffel-Basilikum-Püree
87 Mangold mit getrockneten Tomaten
88 Frühlingsgemüse mit Kräutersoße
90 Gebackener Kürbis

92 Abendessen

92 Bruschetta mit Thunfisch
93 Schinkenbrot mit Apfel
94 Rühreibrot mit Avocado und Krabben

96	Kräutercreme
97	Auberginenmus
98	Sommergemüse vom Grill
99	Lachsklößchen
100	Zucchinitortilla
102	Hausgemachte Gnocchi
104	Gurkensuppe „Italia"
105	Pesto rosso
106	Tomatensuppe „Karibik"
108	Chicorée-Radicchio-Salat mit Aprikosen
110	Fenchel-Melonen-Salat
111	Spaghettisalat

> **!** Die Empfindlichkeit gegenüber Laktose ist individuell verschieden.

112 **Zwischenmahlzeiten & Desserts**
112 Honigmelone mit Avocado-Dip
114 Erdbeersorbet
115 Wassermelonen-Granita
116 Beerenpudding
118 Gelbe Grütze
120 Heidelbeeren-Birnen-Salat
122 Apfel-Crumble
124 Frühlingstoast
125 Erdbeerbrot
126 Schinken-Wrap
128 Birnen-Speck-Pfannkuchen
129 Roastbeef-Tomaten-Brot
130 Schinkenwaffeln
131 Kräuterwaffeln

132 **ANHANG**
132 **Adressen**
134 **Register**

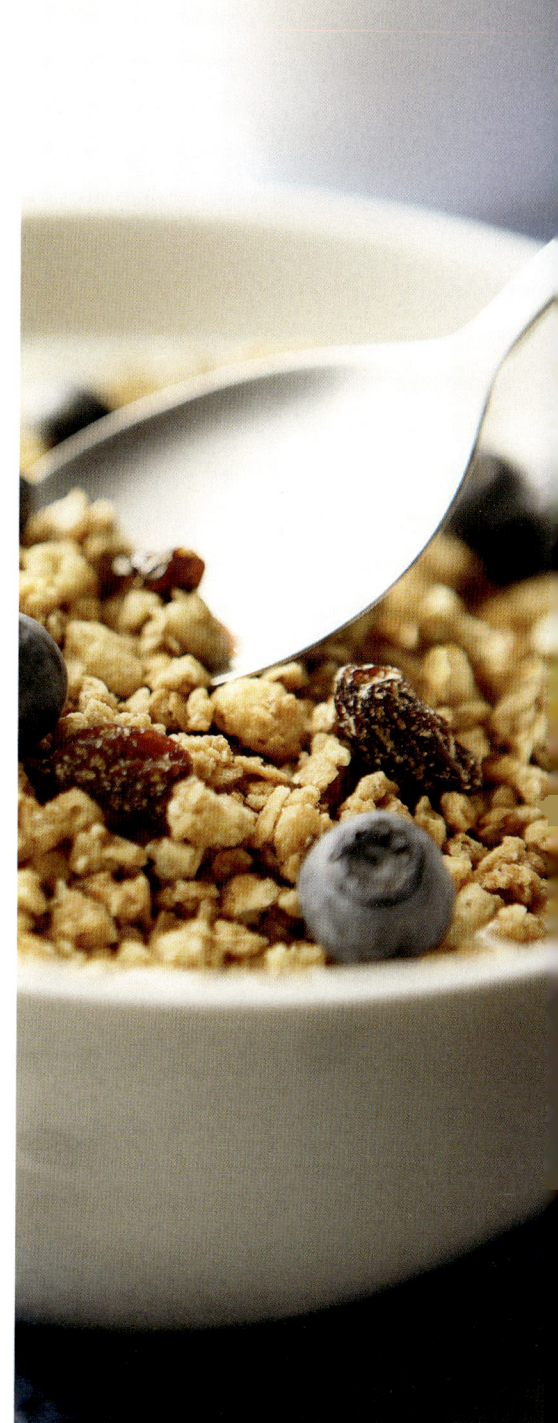

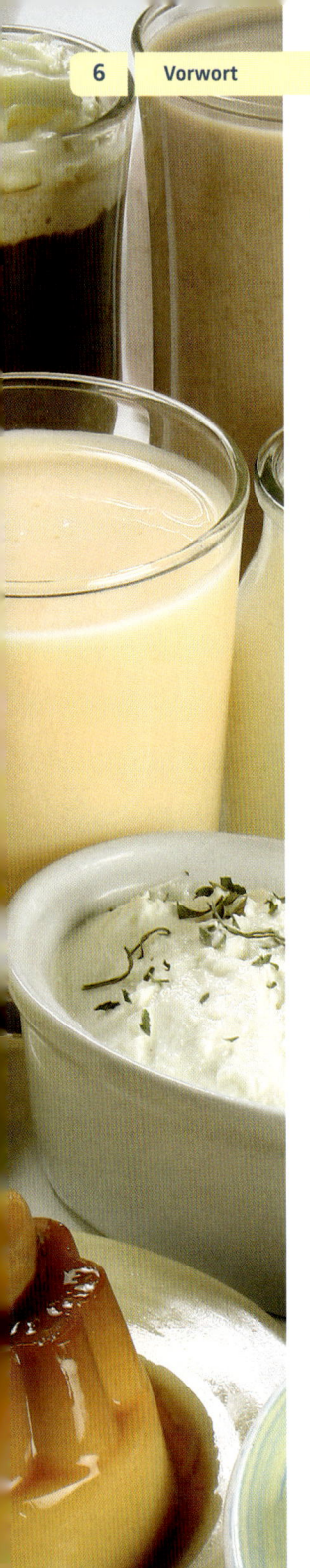

VORWORT

Liebe Leserinnen, lieber Leser,

Bauchschmerzen, Blähungen und Durchfall – Menschen, die keinen Milchzucker vertragen, sind oft von diesen Begleiterscheinungen gepeinigt. Mit etwa zwölf Millionen Betroffenen ist die Laktoseintoleranz (auch Milchzuckerunverträglichkeit genannt) die bedeutendste Volkskrankheit in Deutschland.

Milch ist das einzige von der Natur für Säuglinge vorgesehene Lebensmittel. Nach der Stillzeit gab es in der menschlichen Entwicklungsgeschichte dann über Tausende von Jahren keine weitere Möglichkeit mehr, Milchzucker aufzunehmen. Vor diesem Hintergrund ist es nicht verwunderlich, dass viele Menschen behaupten, Milchzuckerunverträglichkeit sei eher ein Normalzustand als eine Krankheit. Mit zunehmendem Alter nimmt die Milchzuckerverträglichkeit praktisch bei allen Menschen ab. Das ist normal. In einem Seniorenheim findet man nur selten Menschen, die täglich einen Liter Milch trinken, ohne Beschwerden zu entwickeln. In südlichen Ländern, insbesondere in Schwarzafrika und Asien, vertragen die Menschen im Erwachsenenalter praktisch überhaupt keine Trinkmilch.

Die Empfindlichkeit gegenüber Milchzucker ist individuell verschieden. Die einen vertragen durchaus ein wenig Milch im Kaffee, kleine Mengen Sauermilch oder Joghurt, bei anderen lösen bereits kleinste Mengen an Milchzucker Bauchkrämpfe aus. Vor der Festlegung der Ernährungstherapie ist es folglich wichtig, eine exakte Diagnose zu stellen. Ohne Diagnose sollte keine Therapie eingeleitet werden. Die Diagnostik erfolgt bei Allergologen oder Gastroenterologen.

Wurde bei Ihnen eine Laktoseintoleranz festgestellt, heißt es jetzt, die Ernährung umstellen. Aber wie? In unserem Ernährungsratgeber finden Sie hierzu alle wichtigen Informationen und viele leckere laktosefreie Rezepte für jeden Anlass. Daneben bietet die zusätzliche Gabe des laktosespaltenden Enzyms Laktase für viele Patienten eine Erleichterung bei der Auswahl der Lebensmittel. Wichtig ist außerdem, dass Sie auf eine ausreichende Kalziumzufuhr achten. Auch zu diesem Thema informieren wir Sie im Folgenden.

Wir freuen uns, wenn wir Ihnen mit diesem Buch vielfältige Informationen und Anregungen geben können und wünschen Ihnen viel Freude beim Nachkochen der Rezepte. Für Fragen stehen wir Ihnen gerne zur Verfügung.

Wir wünschen Ihnen allzeit viel Gesundheit!

Ihr Sven-David Müller,
Ihre Christiane Weißenberger

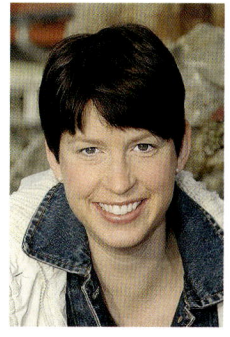

Christiane
Weißenberger
Diätassistentin/
Diabetesassistentin

„In unserem Ernährungsratgeber finden Sie alle wichtigen Informationen und viele leckere laktosefreie Rezepte für jeden Anlass."

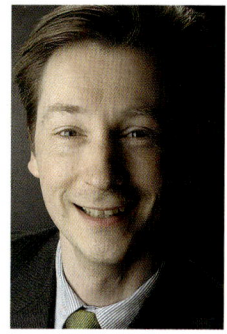

Sven-David Müller
Diätassistent/
Diabetesberater

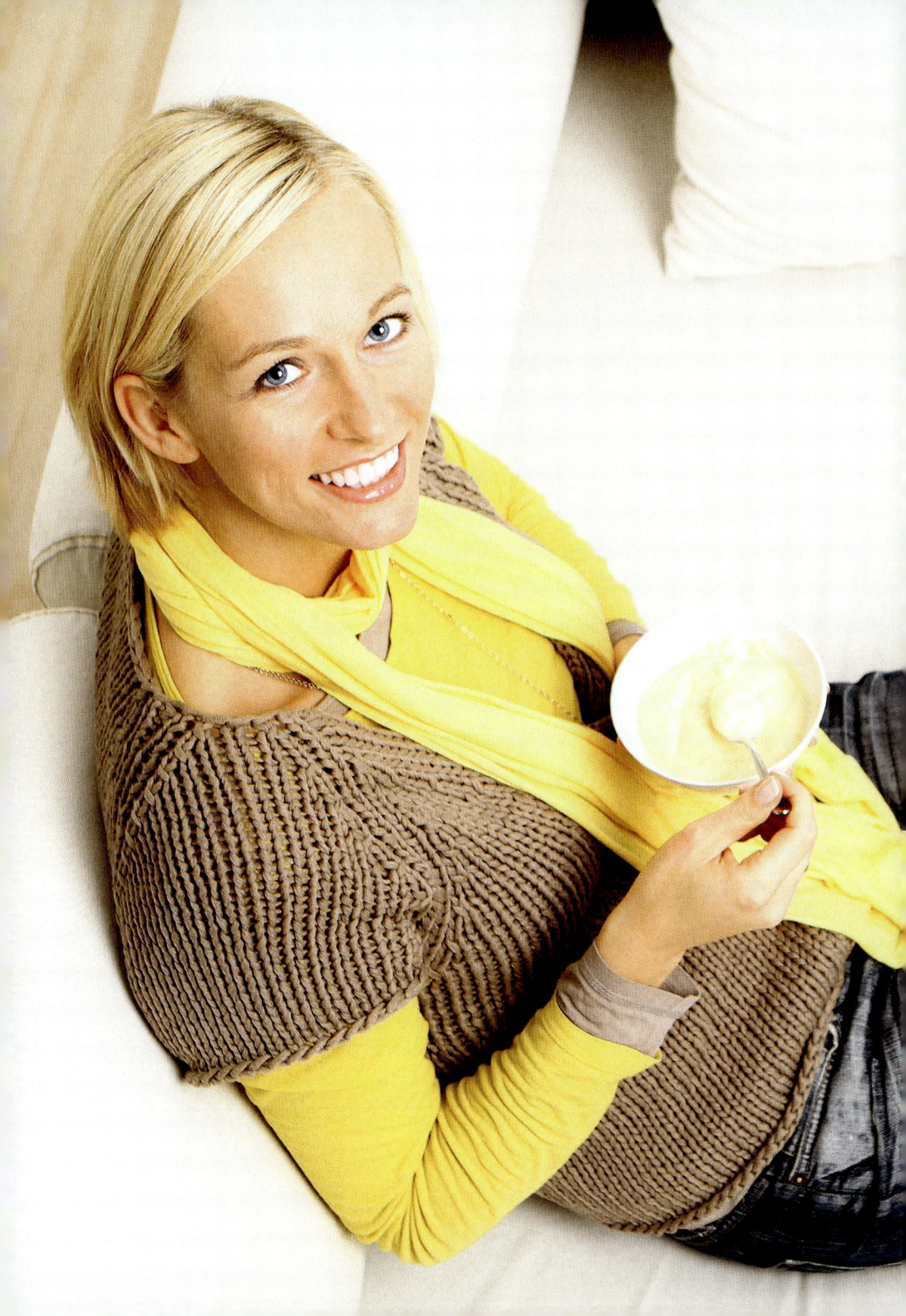

LAKTOSE-INTOLERANZ – WICHTIG ZU WISSEN

Milchzuckerunverträglichkeit, Laktoseintoleranz, Laktasemangelsyndrom oder Laktasemalabsorption sind Bezeichnungen ein und desselben Krankheitsbildes. Wie den Begriffen zu entnehmen ist, wird das Kohlenhydrat der Milch, die Laktose, nicht vertragen. Laktose ist auch unter dem Namen Milchzucker bekannt. Wenn bei Ihnen eine Laktoseintoleranz festgestellt wurde, gilt es zunächst einmal, sich über das Krankheitsbild zu informieren.

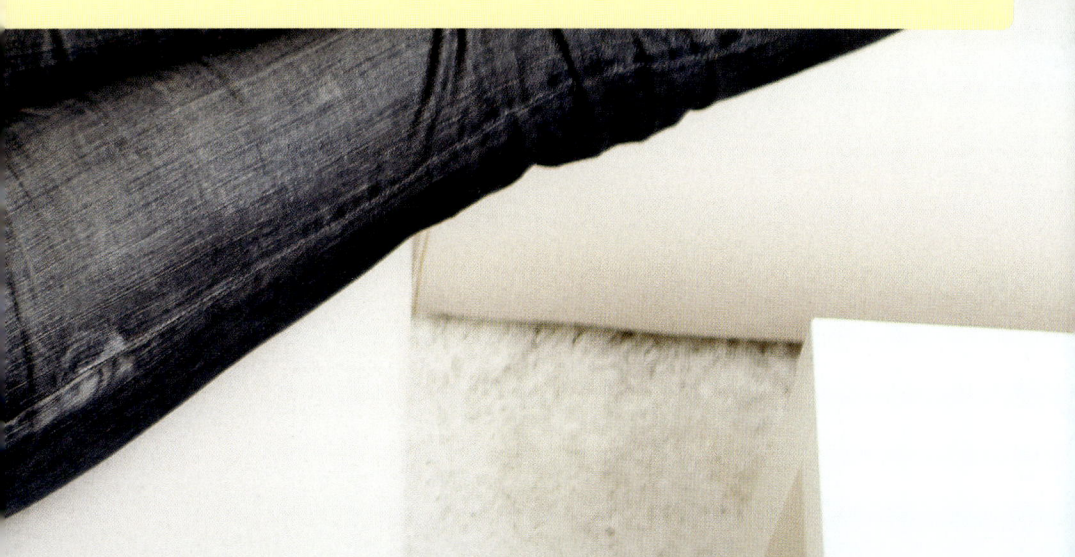

Was ist Laktoseintoleranz?

> **!** Bauchschmerzen, Blähungen und Durchfall sind oftmals die Begleiterscheinungen einer Laktoseintoleranz, also der Unfähigkeit des Organismus, Milchzucker zu verdauen.

Um zu verstehen, warum manche Menschen Milchzucker schlecht vertragen, muss man sich den Verdauungsvorgang genauer anschauen:

Der Verdauungsapparat des Menschen beginnt mit dem Mund und endet mit dem Enddarm. Er ist außerordentlich empfindlich und deshalb oft von Krankheiten bedroht. Die Ernährungs- und Lebensweise nimmt Einfluss auf seine Funktion. Viele Millionen Menschen leiden an Krankheiten des Magen-Darm-Traktes. Besonders häufig sind Sodbrennen, Entzündung der Speiseröhre, Magenschleimhautentzündung, Durchfall und Verstopfung. Aber auch Morbus Crohn, Colitis ulcerosa (Formen chronischer Darmentzündungen), Glutenunverträglichkeit sowie Divertikel (Ausstülpungen in Organwänden) entwickeln sich zu häufigen Erkrankungen.

Unsere Nahrung gelangt zunächst in die Mundhöhle, in der die Verdauung der Kohlenhydrate beginnt, dann gelangt der Speisebrei oder das Getränk über die Speiseröhre in den Magen. Dieser dient vornehmlich als Reservoir. Außerdem übernimmt die Magensäure die Vernichtung bestimmter Krankheitserreger und hilft, Eiweiß besser zu verdauen. In kleinen Portionen gibt der Magen den Speisebrei an den Dünndarm ab.

Hier findet durch verschiedene Enzyme, die aus der Dünndarmschleimhaut oder der Bauchspeicheldrüse stammen, die eigentliche Verdauung statt. Das milchzuckerspaltende Enzym Laktase wird nicht in der Bauchspeicheldrüse, sondern in der Schleimhaut des Dünndarms produziert. Der menschliche Organismus baut Laktose mittels des Enzyms Laktase ab. Dazu später mehr. Die Gallenflüssigkeit, die ebenfalls in den Dünndarm abgegeben wird, ist wichtig für eine optimale Fettverdauung. Die kleinsten Bausteine der Nährstoffe werden dann nach der Verdauung über die Dünndarmschleimhaut ins Blut aufgenommen.

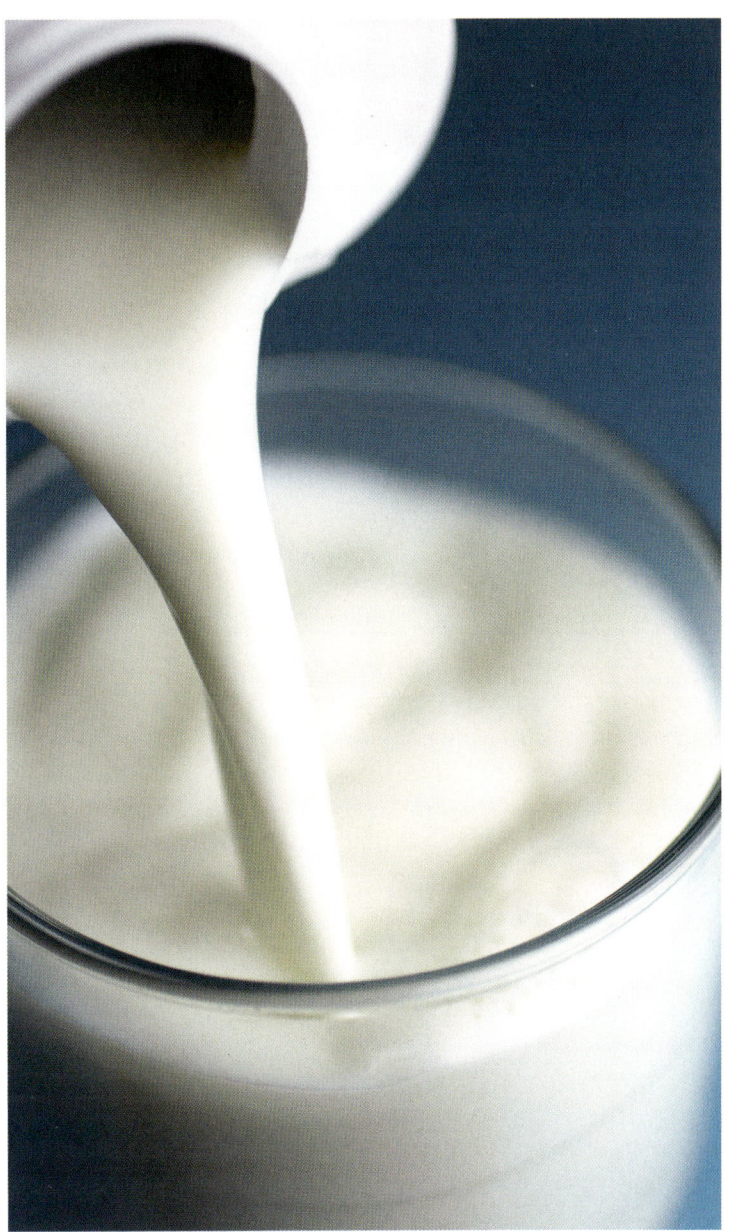

Man unterscheidet drei Formen von Laktoseintoleranz, die ganz unterschiedliche Ursachen haben.

> **!**
> Bei einer Laktoseintoleranz handelt es sich um einen Enzymdefekt, bei dem der Körper zu wenig Laktaseenzyme produziert.

Auch Vitamine, Mineralstoffe, Wasser und andere wichtige Nahrungsinhaltsstoffe werden vornehmlich über die Dünndarmschleimhaut aufgenommen.

Danach gelangen die Überbleibsel – unverdauliche Nahrungsbestandteile wie Ballaststoffe aber auch Bakterien (Probiotika) – in den Dickdarm. Hier findet die Eindickung durch Flüssigkeitsentzug statt und schließlich die Ausscheidung. Im Dickdarm befindet sich auch die Darmflora, die aus vielen Milliarden Bakterien besteht und insbesondere für die Abwehrkräfte des Körpers wichtig ist.

Von Laktoseintoleranz spricht man, wenn das körpereigene Enzym Laktase nicht oder nur noch teilweise produziert wird. Aufgrund dieses Laktasemangels wird der Milchzucker nicht in seine beiden Bestandteile Traubenzucker (Glukose) und Schleimzucker (Galaktose) gespalten. Die Laktose kann folglich nicht über die Dünndarmschleimhaut ins Blut aufgenommen und vom Körper verwertet werden. Sie gelangt unverändert in den Dickdarm.

Im Dickdarm wird der Milchzucker von Bakterien zersetzt und verdaut. Bei diesem Gärungsprozess entstehen verschiedene Spaltprodukte, die letztendlich für die mehr oder weniger heftigen Verdauungsbeschwerden verantwortlich sind. So bilden sich unter anderem die Darmgase, Wasserstoff, Kohlendioxid und auch Säuren wie Milch- und Essigsäure. Während die Gase starke, krampfartige Blähungen auslösen, regen die Säuren die Darmbe-

> **Typische Beschwerden einer Milchzuckerunverträglichkeit sind:**
> - Bauchschmerzen
> - Übelkeit
> - Erbrechen
> - Durchfälle
> - Blähungen

wegung an. Da der Milchzucker außerdem die Eigenschaft hat, Wasser zu binden, kommt es zum sogenannten osmotischen Effekt: Zunächst erhöht sich der Druck im Inneren des Dickdarms (osmotischer Druck). Um einen Druckausgleich herzustellen, strömt Wasser in den Darm, was dazu führt, dass sich das Volumen des Dickdarminhalts vergrößert und dadurch Durchfälle ausgelöst werden.

Bei einer Laktoseintoleranz handelt es sich also keinesfalls um eine allergische Reaktion – auch wenn die Beschwerden ganz ähnlich einer Nahrungsmittelallergie sind –, sondern um einen Enzymdefekt. Der Körper produziert zu wenig Laktaseenzyme.

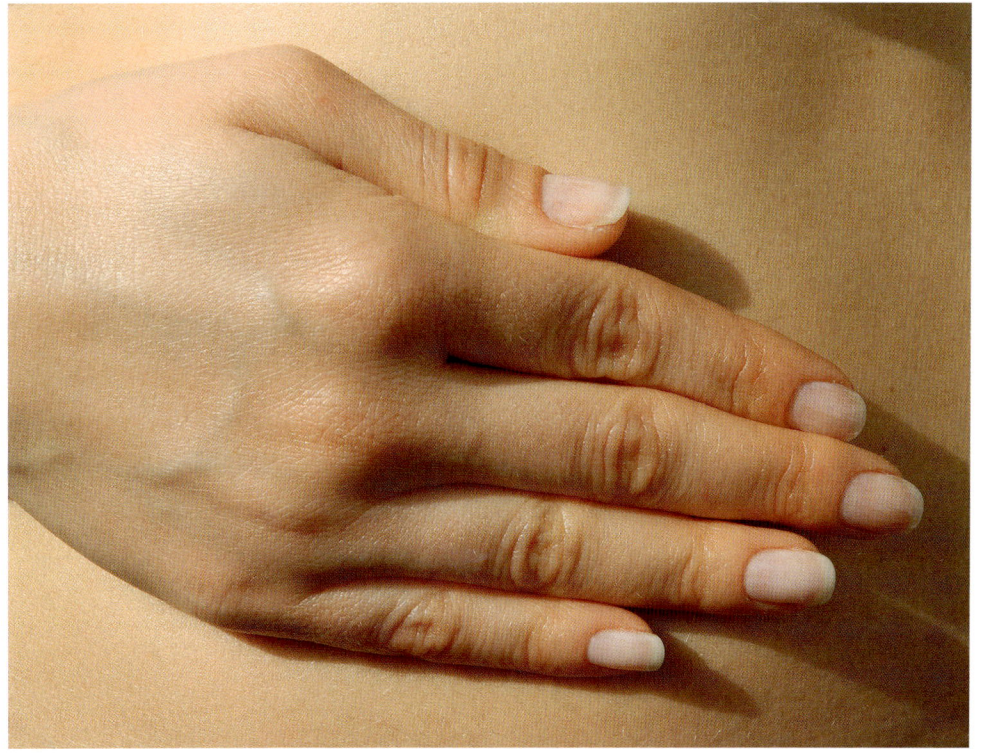

Bauchschmerzen und Übelkeit können auf Laktoseintoleranz hinweisen.

> Man unterscheidet drei Formen von Laktoseintoleranz, die unterschiedliche Ursachen haben.

Die Formen von Laktoseintoleranz:

- **Kongenitaler Laktasemangel** besteht von Geburt an und tritt nur sehr selten auf. Es handelt sich dabei um einen genetisch bedingten Enzymdefekt.
- Beim **primären Laktasemangel** besitzt der Säugling bis zum Abstillen noch genügend Laktase, die Laktaseaktivität sinkt dann aber mit zunehmendem Alter. Er ist die häufigste Form des Laktasemangels und besonders verbreitet in Schwarzafrika und China; dort lässt sich bei über 90 Prozent der Bevölkerung ein Laktasemangel feststellen. In Deutschland sind vom primären Laktasemangel schätzungsweise 15 bis 20 Prozent der Bevölkerung betroffen. Dabei ist das Fehlen des Enzyms Laktase bei dunkelhäutigen Menschen keineswegs ein Defekt, sondern eher der Normalzustand. Die Kombination aus Dunkelhäutigkeit und Laktasemangel ist im Vergleich zu Hellhäutigkeit und Anwesenheit von Laktase in der deutlichen Überzahl.
- **Sekundärer Laktasemangel** ist die Folge von Erkrankungen des Magen-Darm-Traktes und kann sich nach Heilung der Grunderkrankung wieder normalisieren. Sprich: Wird die Grundkrankheit behandelt, dann geht auch der Laktasemangel zurück. Solche primären Erkrankungen sind beispielsweise Glutenunverträglichkeit, Morbus Crohn und Colitis ulcerosa. Neben Magen- oder Darmerkrankungen können auch Medikamente wie Antibiotika zu einem sekundären Laktasemangel führen.

So wird Laktoseintoleranz diagnostiziert

Heute existiert eine Reihe von Methoden, mit deren Hilfe eine Milchzuckerunverträglichkeit festgestellt werden kann.

Für eine Selbstdiagnose von Laktoseintoleranz gibt es zwei Möglichkeiten:

Diättest
Eine mehrtägige Diät ohne Laktose, vor allem ohne Milch, Sahne, Milchprodukte und „versteckte" Laktose (viele Fertigprodukte enthalten Milchzucker oder Milchbestandteile). Treten in dieser Zeit keine Symptome mehr auf, ist eine Laktoseintoleranz wahrscheinlich.

Expositionstest
Nach einigen Tagen Laktoseverzicht wird ein Glas Wasser mit 50 bis 100 g gelöstem Milchzucker getrunken. Milchzucker gibt es in Drogerien, Reformhäusern und Apotheken. Nach dem Trinken des reinen Milchzuckers treten im Allgemeinen die typischen Beschwerden einer Unverträglichkeit auf – wenn sie besteht –, wie Bauchkrämpfe, Bauchschmerzen, Blähungen, Gewichtsabnahme oder Durchfall.

Häufig ist die Diagnose aber nicht eindeutig, weil nur eine unvollständige Intoleranz besteht. Diese nimmt meistens im Verlauf des Lebens zu. Folgende Tests sind aufwendiger, aber sehr zuverlässig:

> **!**
> Beim sogenannten Diättest dürfen einige Tage lang keine Milch und Milchprodukte gegessen werden. Darauf folgt der Expositionstest, bei dem man dann reinen Milchzucker zu sich nimmt.

> Zur gesicherten Diagnostizierung einer Laktoseintoleranz sind Laktosetoleranz- und H_2-Atemtest die zuverlässigsten. Beide führt der Arzt durch.

Laktosetoleranztest und H_2-Atemtest:

Der Laktosetoleranztest wird im Allgemeinen zusammen mit dem H_2-Atemtest beim Arzt durchgeführt. Für die beiden Tests trinkt der Betroffene innerhalb von fünf Minuten 50 Gramm reinen Milchzucker auf leeren Magen. Liegt eine Milchzuckerunverträglichkeit vor, wird die Laktose im Dünndarm nicht vom Körper aufgenommen und gelangt dadurch unverdaut in den Dickdarm. Die dort lebenden Bakterien bauen die Laktose ab und setzen dabei Wasserstoff (H_2) frei. Der entstehende Wasserstoff wird von der Darmwand aufgenommen und gelangt über den Blutkreislauf in die Lunge, wo der Wasserstoff über den Atem an die Luft abgegeben wird und gemessen werden kann.

Steigt der Wasserstoffanteil im Atem über einen Wert von 20 ppm (Abkürzung für parts per million, Menge der Wirkstoff- oder Schadstoffanteile pro eine Million Teile), ist das ein Zeichen für eine Laktoseintoleranz. Außerdem wird mittels Blutproben nach 30, 60 und 120 Minuten getestet, ob der Blutzuckerspiegel angestiegen ist oder nicht. Steigt dieser nicht oder nur gering an, wurde die Laktose nicht verdaut, was für eine Laktoseunverträglichkeit spricht. Nur wenn beide Testergebnisse für eine Laktoseintoleranz sprechen, kann die Diagnose als sicher gelten.

So wird Laktoseintoleranz diagnostiziert | **17**

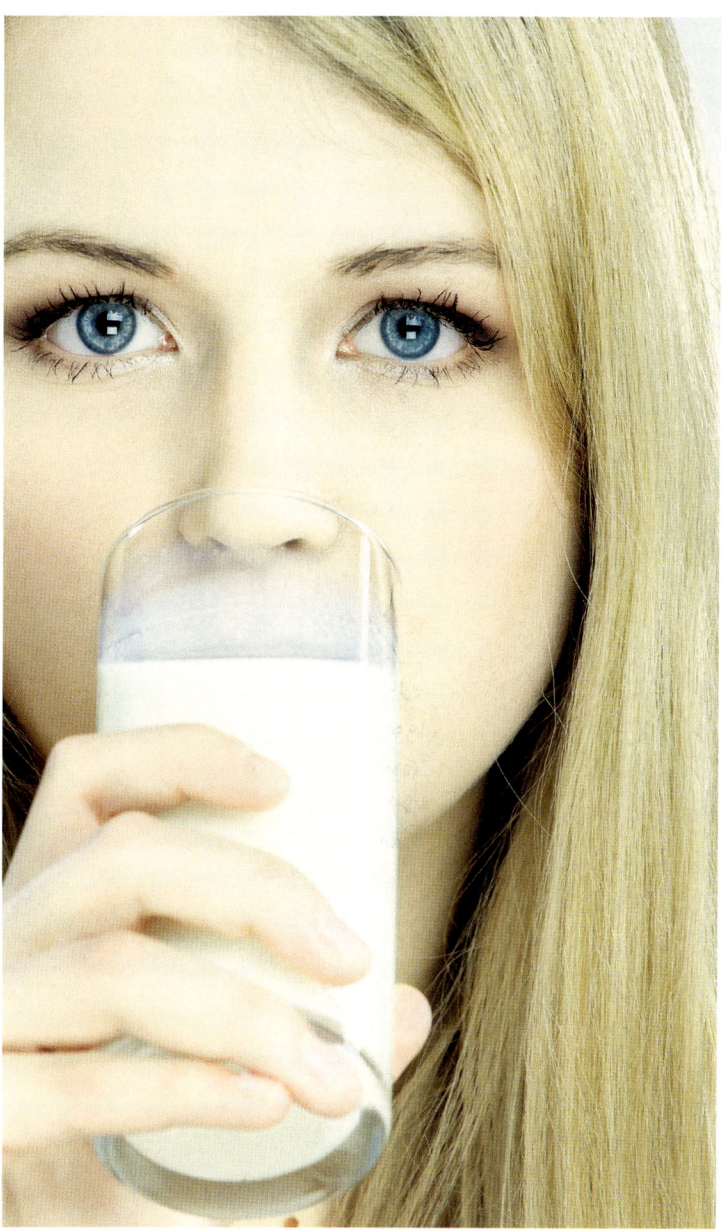

Nur der Arzt kann eine Laktoseintoleranz sicher feststellen.

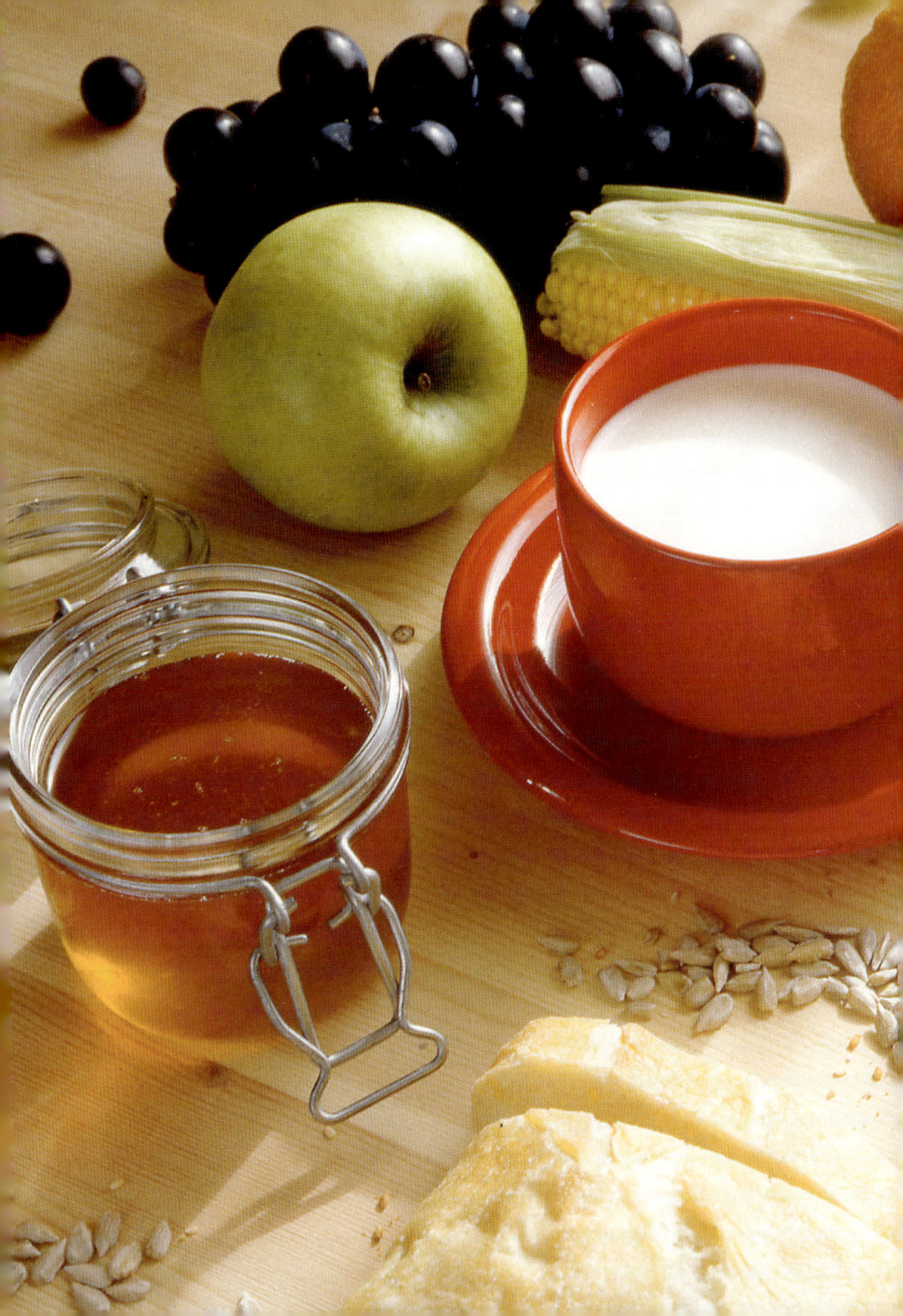

DIE ERNÄHRUNG UMSTELLEN – ABER WIE?

Der Umgang mit einer Laktoseintoleranz ist für Betroffene nicht immer einfach. Mit dem richtigen Hintergrundwissen muss jedoch niemand auf eine genussvolle Ernährung verzichten. Da Laktasemangel nicht heilbar ist, besteht die Therapie in der Umstellung der Ernährung. Wie das geht, erfahren Sie im folgenden Kapitel.

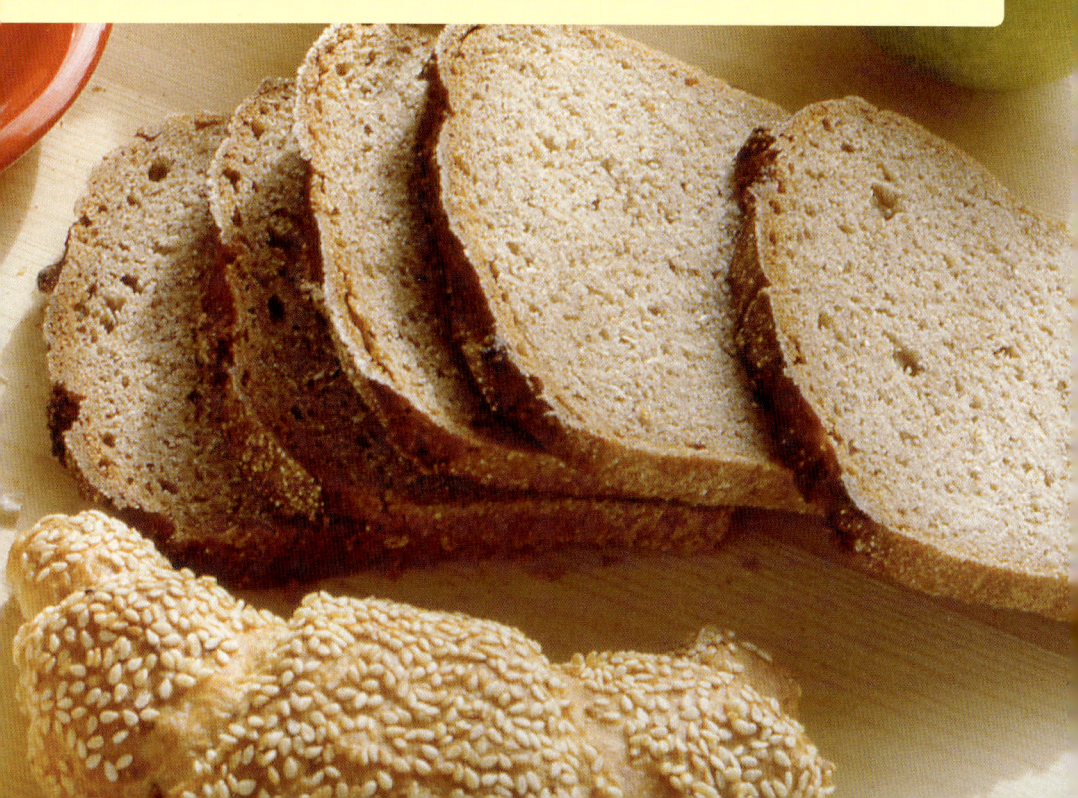

Richtig essen bei Laktoseintoleranz

> **!** Je nach Schweregrad des Laktasemangels werden bestimmte Mengen an Milchzucker vertragen. Man unterscheidet laktosefreie und laktosearme Nahrungsmittel.

In Abhängigkeit vom Schweregrad des Laktasemangels wird Milchzucker entweder in gewissen Mengen vertragen, oder aber es müssen auch kleinste Mengen gemieden werden.

Bei einer milchzuckerfreien Diät darf höchstens ein Gramm Laktose täglich aufgenommen werden. Eine laktosearme Ernährung darf bis zu acht oder zehn Gramm Laktose beinhalten, das entspricht ungefähr 200 Milliliter Milch. Der behandelnde Arzt muss individuell austesten, wie viel Laktose Sie tolerieren, ohne dass Beschwerden auftreten.

Fermentierte Lebensmittel wie Joghurt, Kefir und Sauermilch weisen zwar einen hohen Laktosegehalt auf, werden aber meistens vertragen. Das liegt an den enthaltenen Milchsäurebakterien, die zum Teil den Magen passieren und den Zweifachzucker (Disaccharid) Laktose im Darm spalten. Probiotischer Joghurt wird hingegen der häufig gemachten Empfehlung nicht besser vertragen als normaler Joghurt – im Gegenteil. Meiden Sie probiotische Milchprodukte, wenn Sie unter Laktoseintoleranz leiden.

Einige Käsesorten wie Hart- und Schnittkäse enthalten so gut wie keine Laktose, da sie bei der Reifung des Käses abgebaut wird. Je länger der Käse reift, desto weniger Laktose weist er auf.

Während bei der laktosefreien Kost alle Quellen laktosehaltiger Produkte gemieden werden, können bei der laktosearmen

> **Laktosereiche Lebensmittel:**
> Milch und Milchprodukte: Milch, Pudding, Mixgetränke, Kakaogetränke, Süßspeisen, Cremes, Eiscreme, Kaffeeweißer, Kondensmilch, Sahne, Sauerrahm, Dickmilch, Kefir, Joghurt, Sauermilch, Quark, Hüttenkäse, Schmelzkäse, Käsezubereitungen

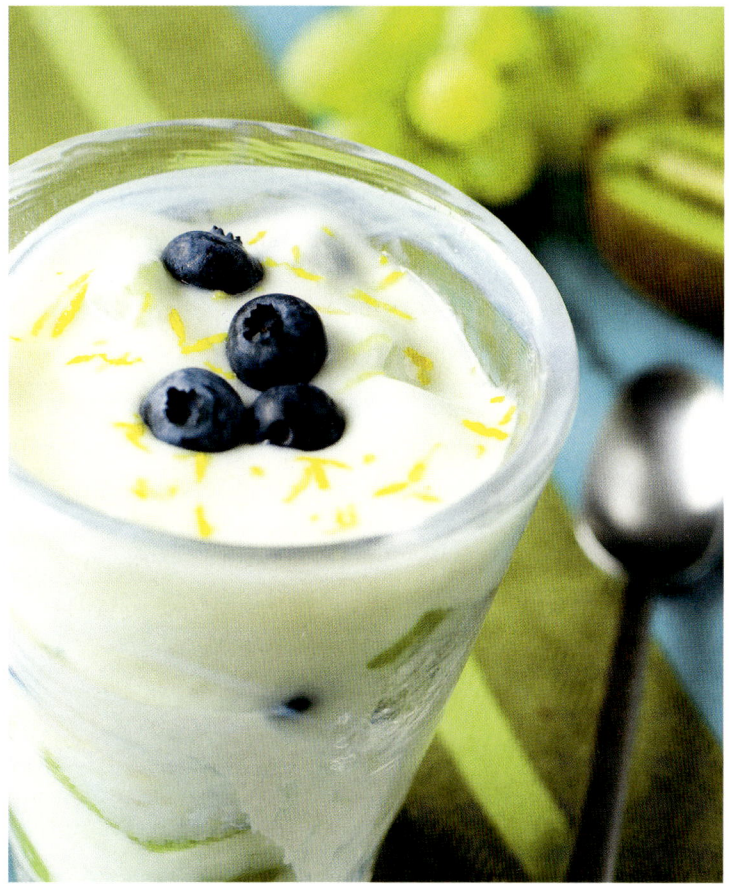

Trotz eines hohen Laktosegehalts wird Joghurt meistens vertragen. Probiotische Milchprodukte sollten allerdings gemieden werden.

Laktose versteckt sich hinter Begriffen wie:
Milchzucker, Molke, Molkepulver, Milch, Milchpulver, entrahmte Milch, Rahm, Sahne, Sahnepulver, Butter, Laktosemonohydrat, Milchelemente, Milchserum, Molkereistoffe, Milchserumpulver, Quark, Kasein, Kaseinate, Milcheiweiß, Milchfette, Laktalbumin, Laktglobulin

> **!**
>
> Vielen Fertig- und Instantprodukten, Wurst-, Backwaren und Medikamenten wird Milchzucker zugesetzt. Daher ist es wichtig, die Angaben auf der Verpackung genau zu lesen.

Kost je nach Verträglichkeit Butter, Joghurt, Kefir, Sauermilch-, Hart- und Schnittkäse gegessen werden.

Milchzucker wird vielen Produkten zugesetzt, wie Fertiggerichten, Instantprodukten, Wurstwaren, Backwaren oder Medikamenten. Seit 2005 müssen Zutaten, die Lebensmittelallergien oder Lebensmittelunverträglichkeiten auslösen, auf der Verpackung von Lebensmitteln angegeben werden.

> **Laktosehaltige Lebensmittel, die oft gut vertragen werden:**
> - *Brot und Backwaren:* Milch und Milchpulver können in Brot, Kuchen, Backmischungen, Milchbrötchen, Waffeln, Kuchen, Keksen und Kräckern enthalten sein.
> - *Fertiggerichte:* Pizza, Tiefkühlfertiggerichte, Konserven, Tiefkühlzubereitungen, z. B. Fleisch- und Gemüsezubereitungen, Schokolade, Sahne- und Karamellbonbons, süße Riegel, Nougat, Nuss-Nugat-Creme, Pralinen
> - *Fleisch und Wurstwaren:* Würstchen, Brühwurst, Leberwurst, fettreduzierte Wurstwaren, Schinken, Wurstkonserven
> - *Fertigprodukte:* Instantsuppen, Instantsoßen, Knödelpulver, Salatsoßen, Mayonnaise
> - *Sonstige Produkte:* Müslimischungen, Margarineprodukte, Streichcremes

LAKTOSEGEHALT IN VERSCHIEDENEN MILCHSORTEN (g/100 ml)	
Muttermilch	7,0
Stutenmilch	6,2
Kuhmilch mit 3,5 % Fett	4,6
Schafmilch	4,6
Ziegenmilch	4,2

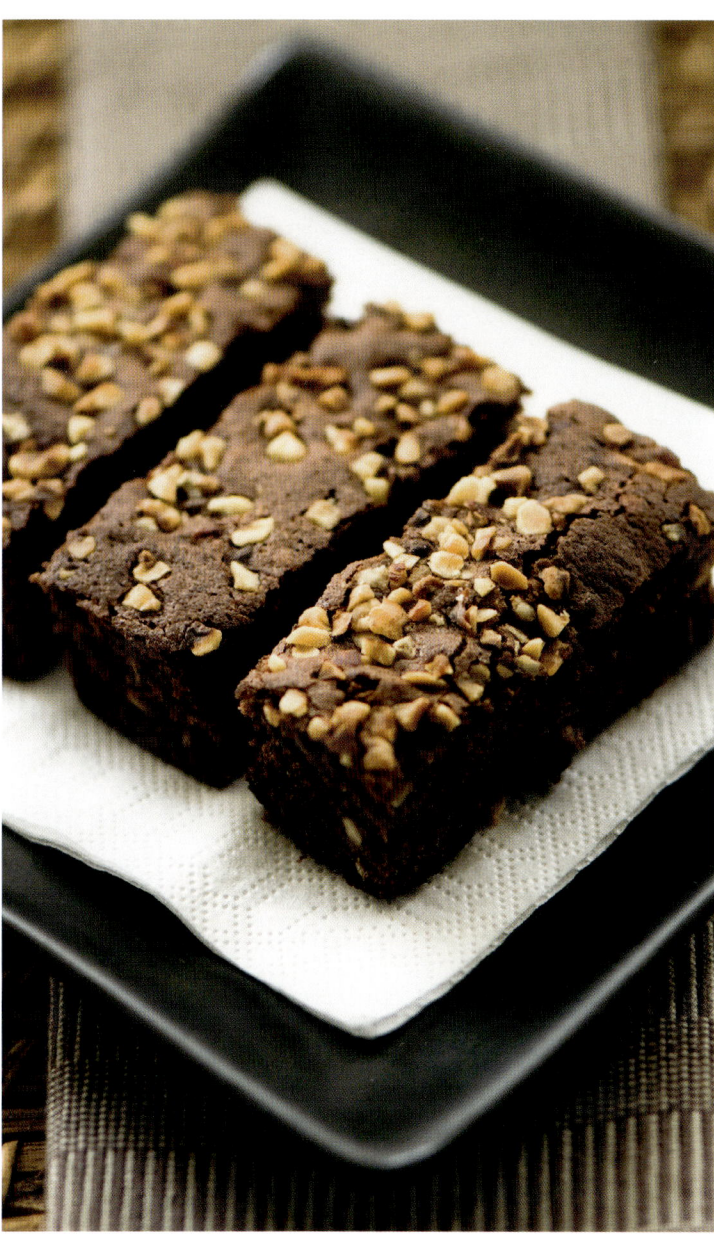

Auch fertige Kekse und Kuchen werden meist gut vertragen – trotz Laktose.

Laktosegehalt von Milch und Milcherzeugnissen

LEBENSMITTEL	g/100 g
Frischmilch, H-Milch	4,8–5,0
Milchmixgetränke (Schoko, Mokka, Vanille, Erdbeere, Banane, Nuss)	4,4–5,4
Dickmilch	3,7–5,3
Fruchtdickmilch	3,2–4,4
Joghurt	3,7–5,6
Joghurtzubereitungen (Schoko, Nuss, Müsli, Mokka, Vanille)	3,5–6,0
Kefir	3,5–6,0
Buttermilch	3,5–4,0
Sahne	2,8–3,6
Crème fraîche	2,0–3,6
Crème double	2,6–4,5
Kaffeesahne mit 10–15 % Fett	3,8–4,0
Kondensmilch mit 4–10 % Fett	9,3–12,5
Butter	0,6–0,7
Butterschmalz	–
Milchpulver	38,0–51,5
Molke, Molkegetränke	2,0–5,2
Desserts (Fertigprodukte wie Crème, Pudding, Milchreis, Grießbrei)	3,3–6,3
Eiscreme (Milch-, Frucht-, Joghurteis)	5,1–6,9
Sahneeis	1,9
Magerquark	4,1
Rahm-, Doppelrahmfrischkäse	3,4–4,0
Speisequark mit 10–70 % Fett i. Tr.	2,0–3,8
Schichtkäse mit 10–50 % Fett i. Tr.	2,9–3,8
Hüttenkäse mit 20 % Fett i. Tr.	2,6
Frischkäsezubereitungen mit 10–70 % Fett i. Tr.	2,0–3,8
Schmelzkäse mit 10–70 % Fett i. Tr.	2,8–6,3
Käsefondue (Fertigprodukt)	1,8
Käsepastete mit 60–70 % Fett i. Tr.	1,9
Kochkäse mit 0–45 % Fett i. Tr.	3,2–3,9
Hart-, Schnitt-, Weichkäse: Emmentaler, Bergkäse, Berghofkäse, Reibkäse, Parmesan, Alpkäse, Edamer, Gouda, Tilsiter, Stauferkäse, Steppenkäse, Trappistenkäse, Appenzeller, Backsteiner, Brie, Camembert, Weichkäse, Weinkäse, Weißlacker, Chester, Edelpilzkäse, Schafskäse, Havarti, Jerome, Limburger, Romadur, Mozzarella, Münsterkäse, Raclette, Räucherkäse, Sandwichkäsepastete, Bad Aiblinger Rahmkäse, Butterkäse, Esrom, Sauermilchkäse (Harzer, Mainzer, Handkäse)	praktisch laktosefrei

Laktosehaltige Nahrungsmittel sollten über den Tag verteilt und möglichst zusammen mit anderen Lebensmitteln verzehrt werden. Dadurch verlängert sich die Passagezeit durch den Verdauungstrakt, und die Laktase hat länger mit dem Milchzucker Kontakt, wodurch mehr gespalten wird.

Milch und Milchprodukte mit einem höheren Fettgehalt werden besser toleriert als fettarme Varianten.

Laktosehaltige Nahrungsmittel sollten zusammen mit anderen Lebensmitteln verzehrt werden.

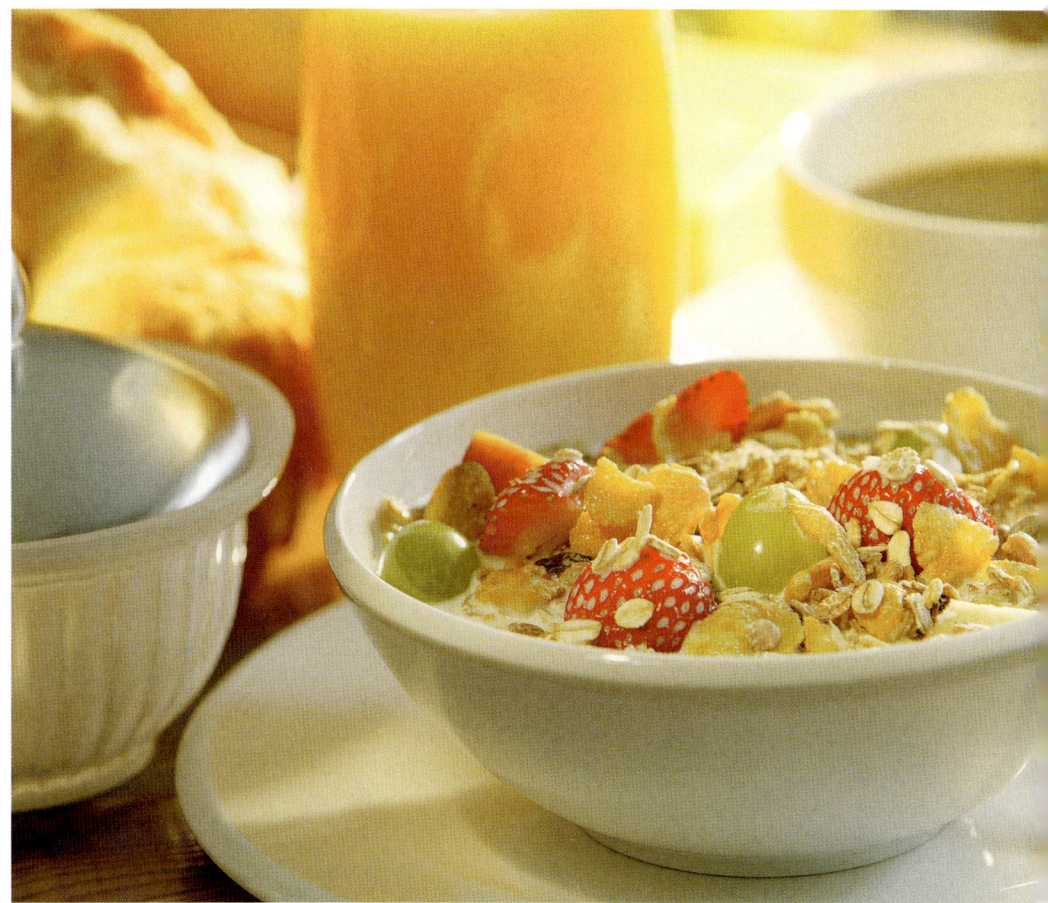

Erlaubte und verbotene Lebensmittel bei Laktoseintoleranz

LEBENSMITTEL	LAKTOSEFREI = ERLAUBT	LAKTOSEHALTIG = VERBOTEN
Milch	Sojamilch, laktosefreie Milch und Milchprodukte	Milch und alle Milchprodukte (außer bestimmte Käsesorten), auch Ziegen- und Schafmilch
Fisch und Fleisch	alle Sorten in milch- und sahnefreier Zubereitung	fertige Fleisch- und Fischgerichte sowie Fleischkonserven
Fleischwaren	roher und gekochter Schinken, Braten, Kassler, Roastbeef, Rauchfleisch, Geflügel-, Kalbfleisch- und Gemüsesülzen	Aufschnitt, Würstchen, Leberwurst, fettreduzierte Wurstwaren
Fette	alle Pflanzenöle, Margarine ohne Milchanteile	Butter, Sahne, herkömmliche Margarine
Nährmittel	alle Getreide- und Mehlsorten, Reis, Mais, Haferflocken und andere Getreideflocken	fertige Müslimischungen
Brot und Backwaren	alle Brot- und Gebäcksorten, die ohne Milch, Milchpulver oder Buttermilch zubereitet sind	Brotsorten, die mit Milch, Milchpulver, Molkenprotein oder Milchzucker hergestellt werden
Kartoffelgerichte	in milchfreier Zubereitung	Kartoffelbrei und Kartoffelfertigprodukte
Gemüse, Hülsenfrüchte	alle Sorten	Gemüse aus der Dose oder tiefgekühlt
Obst, Nüsse	alle Sorten	

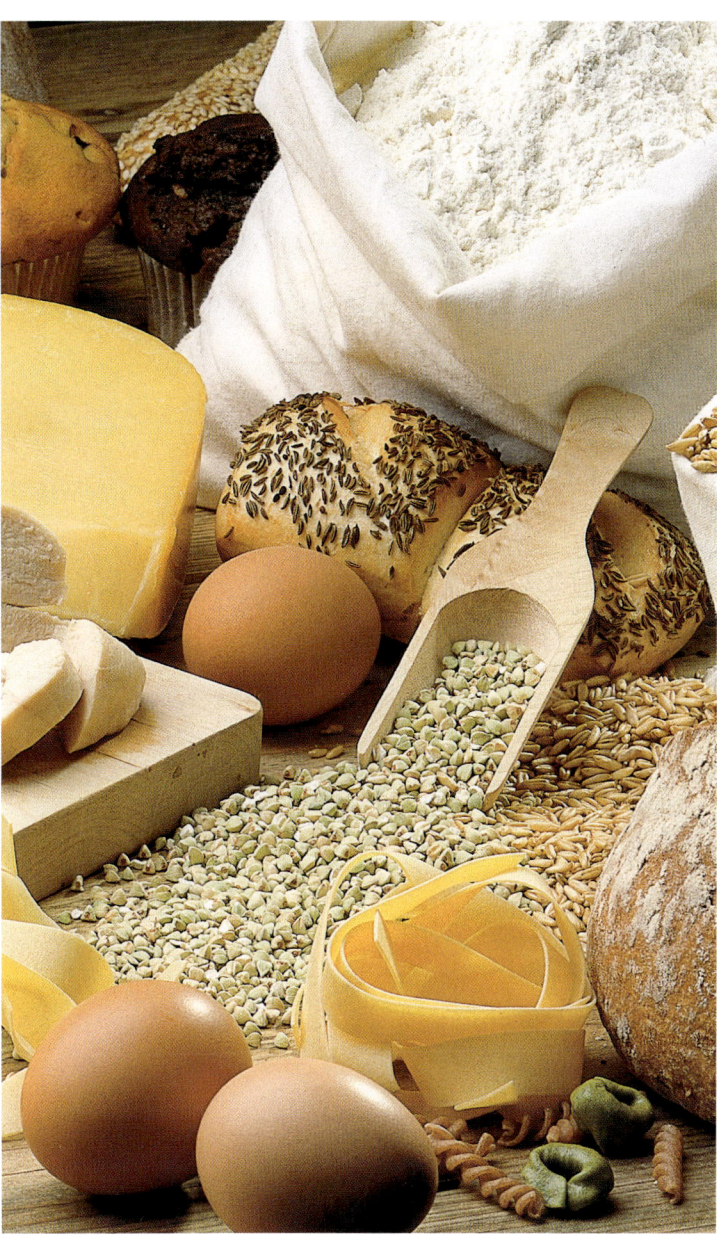

Getreideprodukte sind „erlaubte" Lebensmittel.

> **!**
>
> Mittlerweile bietet der Handel Milch und Milchprodukte an, die laktosefrei sind. Auch Sojaprodukte können bei einer Laktoseintoleranz ein guter Ersatz sein, wenn sie vertragen werden.

Auf Sojaprodukte umsteigen

Sojaprodukte können Milch und Milchprodukte ersetzen. Es gibt Sojaprodukte, die auch erhitzt und gekocht werden können. Einige Produkte sind sogar mit Kalzium angereichert. Sie können eine Alternative für Menschen, die unter Laktoseintoleranz leiden, sein. Aber Sojaprodukte sind nicht immer gut für Menschen, die eine Milcheiweißallergie haben. Oft entwickelt sich neben der Milcheiweißallergie auch noch eine Sojaeiweißallergie.

Einsatz von Laktasepräparaten

Es gibt Präparate, die das Enzym Laktase enthalten und als Tabletten zu milchzuckerhaltigen Mahlzeiten eingenommen oder in flüssiger Form der Milch oder dem Milchprodukt beigegeben werden. Die Dosierung ist vom Ausmaß der Laktoseintoleranz und von der verzehrten Menge an Laktose abhängig. Die Präparate eignen sich besonders für unterwegs, wenn die Zutaten im Restaurant beispielsweise nicht genau bekannt sind. Inzwischen gibt es eine Vielzahl von praktisch laktosefreien Milchprodukten. Diese sind im normalen Lebensmittelhandel erhältlich. Es gibt beispielsweise Milch, Sahne, Joghurt, Eis, Pudding und auch Käse, die nahezu laktosefrei sind. Aber völlig laktosefrei sind diese Produkte nicht. Probieren Sie am besten aus, ob und welche dieser Produkte Sie vertragen.

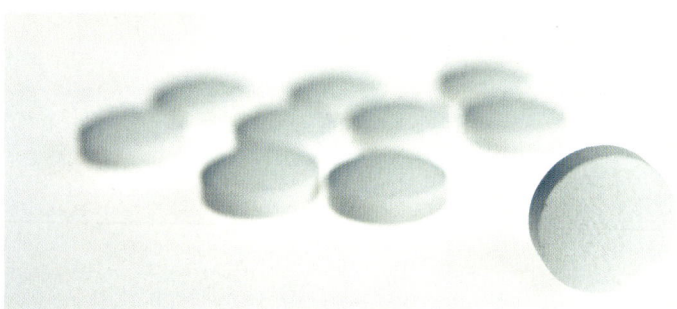

Laktasepräparate gibt es in unterschiedlichen Tablettenformen.

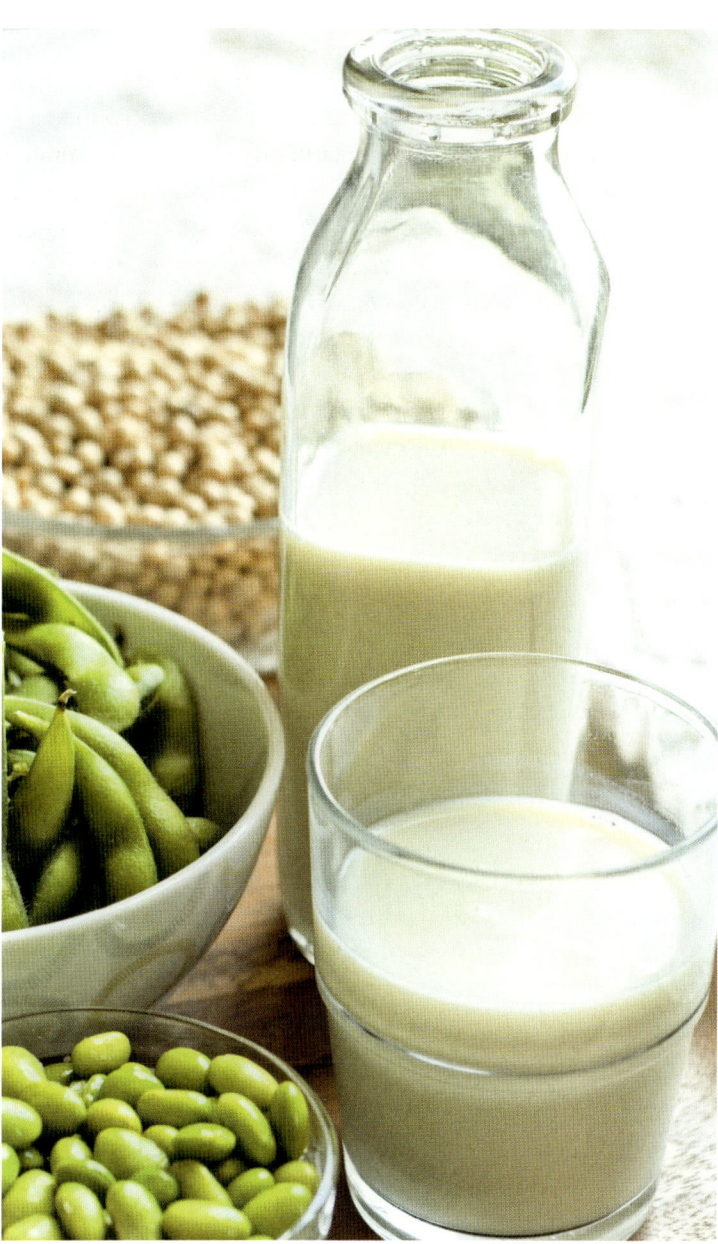

Sojamilch kann eine Alternative zu Kuhmilch sein.

Die Inhaltsstoffe unserer Nahrung

> **!** Die Nahrung setzt sich u. a. aus Nähr- und Wirkstoffen zusammen. Der tägliche Speiseplan sollte daher so aufgebaut sein, dass von beiden Stoffen genügend aufgenommen wird.

Milchzuckerunverträglichkeit gehört zu den Erkrankungen, die sehr gut durch eine Umstellung der Ernährungsweise behandelt werden können. Wenn Sie unter Laktoseintoleranz leiden, ist eine genaue Kenntnis der Nahrungsinhaltsstoffe für Sie von besonderer Bedeutung, weil Sie so einer möglichen Fehl- und Mangelernährung, die durch das Weglassen von Milch und Milchprodukten entstehen kann (z. B. Kalziummangel, siehe auch Seite 40), vorbeugen können.

Wir essen von einigen Nahrungsinhaltsstoffen zu viel, von anderen zu wenig, und insgesamt ernähren wir uns im Durchschnitt zu kalorienreich. Die Folgen der Fehlernährung sind Krankheiten wie Diabetes Typ 2 und Gicht, Bluthochdruck oder auch Karies.

Nahrungsinhaltsstoffe, die Energie liefern, werden als Nährstoffe und solche, die Wirkungen im Organismus haben, aber keine Energie liefern, als Wirkstoffe bezeichnet. Daneben gibt es sekundäre Pflanzenstoffe, Ballaststoffe, Wasser und Alkohol.

Unterteilung der Nahrungsbestandteile

MAKRONÄHRSTOFFE	MIKRONÄHRSTOFFE	SONSTIGE NAHRUNGSBESTANDTEILE

• verdauliche Kohlenhydrate
• Fette (Lipide)
• Eiweiße (Proteine)
	• Vitamine
	• Mineralstoffe
	  – Mengenelemente
	  – Spurenelemente
	  – Ultra-Spurenelemente
		• Nahrungsfasern (Ballaststoffe)
		• sekundäre Pflanzenstoffe
		• Wasser
		• organische Säure
		• Alkohol

Zu den Nährstoffen gehören Kohlenhydrate, Eiweiß und Fette; das Kohlenhydrat Laktase haben wir schon kennengelernt. Vitamine und Mineralstoffe sind Wirkstoffe. Es gibt wasser- und fettlösliche Vitamine. Entsprechend ihrem Vorkommen im Körper und dem täglichen Bedarf werden Mengen- und Spurenelemente unterschieden. Der Energiegehalt der Nahrung wird in Kilokalorien (kcal) oder Kilojoule (kJ) gemessen. Eine Kilokalorie entspricht 4,2 Kilojoule.

Eiweiß

Eiweiß (auch Protein genannt) ist wichtig für den Aufbau und den Erhalt von Zellen in Haut, Muskeln und Organen. Proteine bilden Hormone und Enzyme. Ihr Speicher ist nur begrenzt.

Die Deutsche Gesellschaft für Ernährung (DGE) empfiehlt für den gesunden Erwachsenen eine tägliche Zufuhr von 0,8 Gramm Eiweiß pro Kilogramm Körpergewicht, das entspricht einem Anteil von 10 bis 12 Prozent der Gesamtenergiezufuhr. Bei einem Eiweißmangel kommt es zu zahlreichen Stoffwechselstörungen, beispielsweise einer Schwächung des Immunsystems.

> **EIWEISS**
> Eiweiß ist einer der wichtigsten Baustoffe des Körpers. Ein Mangel daran kann zu erheblichen Stoffwechselstörungen führen, zum Beispiel einer Immunschwäche.

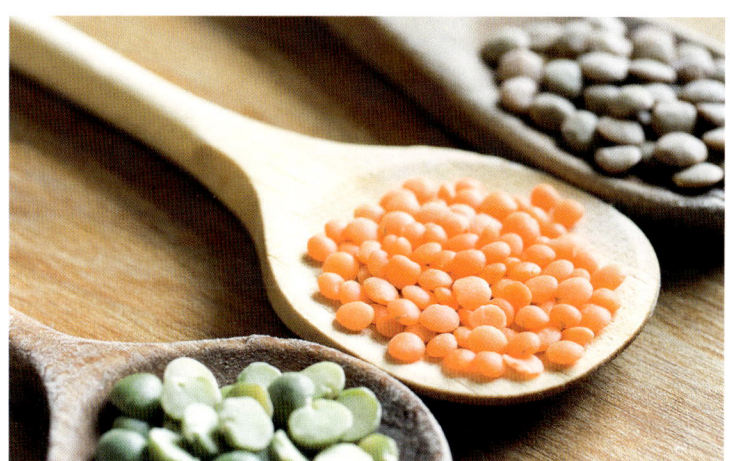

Linsen enthalten reichlich Eiweiß.

Eiweißreiche Lebensmittel sind Fleisch, Wurstwaren, Fisch, Milch- und Milchprodukte, Eier, Hülsenfrüchte, Getreide, Kartoffeln und Sojaprodukte. Günstige Eiweißkombinationen pflanzlicher Eiweißlieferanten in Verbindung mit Milchprodukten und Ei sind Müsli mit laktosefreier Milch, Vollkornbrot mit laktosearmem Käse, Bohneneintopf, Linsensuppe mit Vollkornbrot oder Kartoffelauflauf mit Käse.

Fette

Nahrungsfette (auch Lipide genannt) sind wichtige Energielieferanten für unseren Organismus. Sie liefern dem Körper mehr als doppelt so viel Energie wie Eiweiß und Kohlenhydrate. Neben ihrer Funktion als Energielieferant sind Fette Träger der fettlöslichen Vitamine sowie von Geschmacks- und Aromastoffen. Darum schmecken Gerichte mit einem hohen Fettanteil so lecker!

Fette bestehen hauptsächlich aus Fettsäuren. Bei den Fettsäuren unterscheidet man zwischen gesättigten Fettsäuren, Transfettsäuren sowie einfach und mehrfach ungesättigten Fettsäuren. Gesättigte Fettsäuren sind hauptsächlich in tierischen Fetten wie Fleisch, Milch und Milchprodukten, aber auch in pflanzlichen Fetten wie Kokosfett enthalten.

Die ungesunden Transfettsäuren kommen in gehärteten Fetten oder stark erhitzten Fetten vor. Fettreiche Lebensmittel sind: Butter, Margarine, Öl, Fleisch, Wurst, Käse, Sahne, Eier, Nüsse und Samen. Die mehrfach ungesättigten Fettsäuren bezeichnet man auch als essenzielle (lebensnotwendige) Fettsäuren. Sie werden in Omega-6- und Omega-3-Fettsäuren eingeteilt. Omega-3-Fettsäuren mindern das Risiko für Herzinfarkte, hemmen Entzündungen und wirken in vielfältiger Weise positiv auf die Gesundheit.

Mit der Nahrung sollten höchstens 30 Prozent der Gesamtenergiemenge in Form von Fetten, überwiegend pflanzlichen

> **FETTE**
>
> Am gesündesten sind ungesättigte Fettsäuren, die pflanzlichen Ursprungs sind.

Die Inhaltsstoffe unserer Nahrung 33

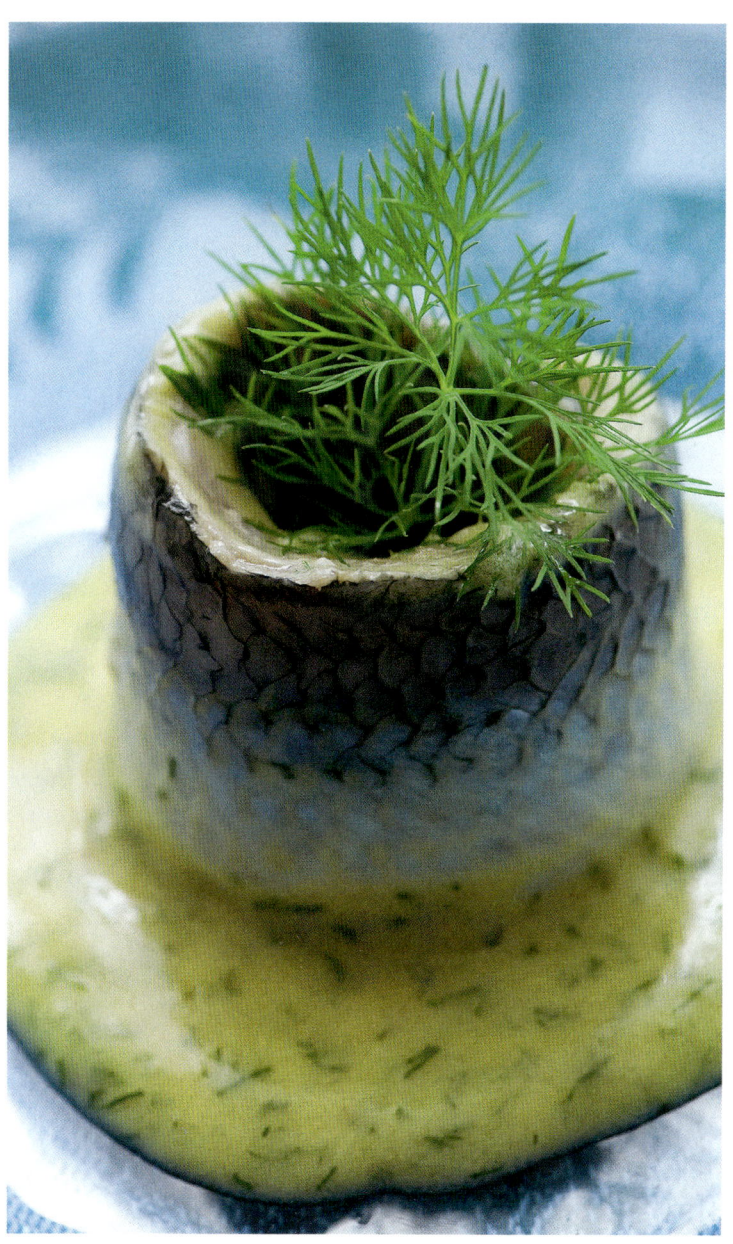

Hering enthält reichlich Omega-3-Fettsäuren.

Ursprungs zugeführt werden. Die DGE-Empfehlung lautet, davon 10 Prozent aus gesättigten, 7 bis 10 Prozent aus mehrfach ungesättigten und 10 bis 13 Prozent der Gesamtfettmenge aus einfach ungesättigten Fettsäuren zuzuführen. Einfach ungesättigte Fettsäuren sind vor allem in Oliven- oder Rapsöl, mehrfach ungesättigte Fettsäuren kommen beispielsweise in Maiskeim-, Sonnenblumen- und Distelöl sowie in Fettfischen vor. Reich an Omega-3-Fettsäuren sind Fische wie Hering, Sardine und Lachs, reich an Omega-6-Fettsäuren sind bestimmte Pflanzen und Pflanzenöle.

Omega-3-reiche Fische

FISCHART	OMEGA-3-FETTSÄUREN (g/100 g)
Lachs	1,8
Sardine	1,4
Hering	1,2
Makrele	1,0
Thunfisch	0,7

Kohlenhydrate

Kohlenhydrate spielen in der Ernährung des Menschen von allen Nährstoffen die wichtigste Rolle. Dazu zählen alle Arten von Zucker und Stärke sowie auch die Ballaststoffe in unserer Nahrung. Kohlenhydrate dienen dem Körper als schneller Energielieferant, beispielsweise für Gehirnzellen, der Versorgung des Nervensystems und der Muskulatur. Nach den Empfehlungen der DGE sollten mehr als 50 Prozent der Gesamtenergiezufuhr von Kohlenhydraten geliefert werden.

Kohlenhydrate setzen sich aus einer unterschiedlichen Anzahl von Zuckern (Sacchariden) zusammen. Die Anzahl der Zuckermoleküle und ihre Bindung zueinander spielen für die Ernährung eine wichtige Rolle. Man unterscheidet drei Arten von

> **KOHLENHYDRATE**
>
> Kohlenhydrate sind die wichtigsten Nährstoffe. Sie bestehen aus verschiedenen Zuckern und Stärke und sind ein schneller Energielieferant für Gehirn, Nerven und Muskeln.

Die Inhaltsstoffe unserer Nahrung | 35

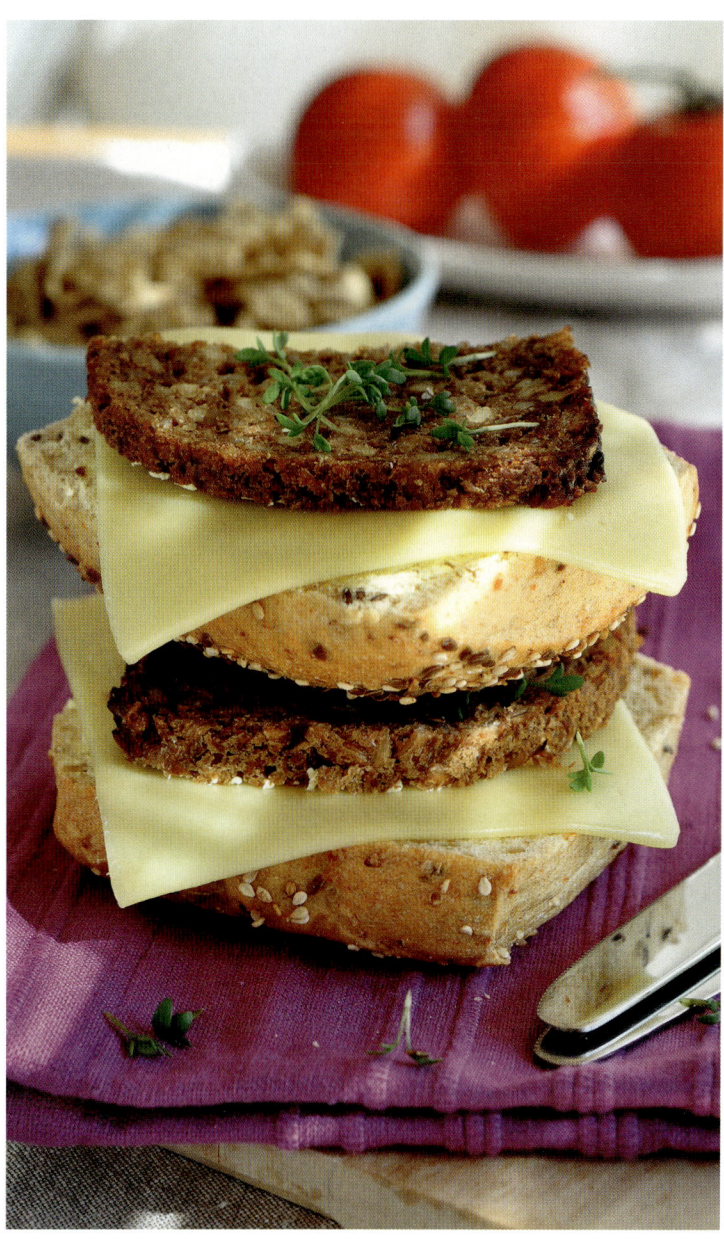

Vollkornprodukte liefern ausreichend Ballaststoffe. Laktosefreier Käse liefert das notwendige Eiweiß.

Kohlenhydraten: Einfachzucker (Monosaccharide), Zweifachzucker (Disaccharide) und Vielfachzucker (Komplexe Kohlenhydrate oder Polysaccharide). Polysaccharide werden in verwertbare oder verdauliche und in nicht verwertbare oder unverdauliche unterschieden.

Kohlenhydratreich sind Zucker, zuckerhaltige Lebensmittel, Getreideprodukte, Obst, Gemüse, Kartoffeln und Milch.

Stärkehaltige Lebensmittel sind beispielsweise Getreide, Kartoffeln und Gemüse. Daneben gibt es noch rasch verfügbare Kohlenhydrate wie Trauben-, Frucht-, Haushalts-, Malz- oder Milchzucker.

Neben den verwertbaren Kohlenhydraten gibt es die Gruppe der nicht verwertbaren Kohlenhydrate, die Ballaststoffe. Sie kommen ausschließlich in pflanzlichen Lebensmitteln vor. Ballaststoffhaltige Lebensmittel sind beispielsweise Getreide (Schalenanteil) und daraus hergestellte Produkte wie Vollkornbrot, -nudeln, außerdem Gemüse und Obst, Hülsenfrüchte und Ballaststoffkonzentrate wie Weizenkleie, Haferkleie oder Plantago-ovata-Samenschalen. Pro Tag sollten mit der Nahrung mindestens 30 Gramm Ballaststoffe aufgenommen werden. Ballaststoffe in der Ernährung sorgen für eine gesunde Darmtätigkeit und ein erhöhtes Sättigungsgefühl nach dem Essen. Hinzukommt, dass sie bei der Senkung des Blutcholesterinspiegels hilfreich sein können.

Ballaststofffreie Lebensmittel sind Fleisch, Wurst, Eier, Milch, Fisch, Zucker, Öl, Butter und Margarine.

> **BALLASTSTOFFE**
>
> Ballaststoffreiche Lebensmittel machen schneller satt als ballaststoffarme.

Wasser

Wasser ist der mengenmäßig wichtigste anorganische Bestandteil des menschlichen Organismus. Der Wassergehalt des menschlichen Organismus liegt zwischen 50 und 80 Prozent (Mittelwert: 60 Prozent). Der prozentuale Wasseranteil ist vom Alter abhängig. Die Flüssigkeitsbilanz richtet sich nach der Aufnahme von Wasser, von Oxidationswasser, das bei der Verstoffwechselung von Fett, Kohlenhydraten und Eiweiß entsteht, und Verlusten durch Schweiß sowie von der Urinausscheidung. Der Wasserbedarf liegt bei 20 bis 40 Milliliter pro Kilogramm Körpergewicht (1500 bis 2000 Milliliter beim Erwachsenen).

> **WASSER**
>
> Etwa 60 Prozent Wasser enthält der menschliche Körper und er benötigt täglich bis zu zwei Liter Flüssigkeit.

Alkohol

Alkohol ist ein energiereicher Stoff, der im Übermaß aufgenommen zu Krankheiten führen kann und süchtig macht. Die gesundheitlich positiven Effekte, die durch einige Alkoholika (wie etwa Wein) hervorgerufen werden, stehen weit hinter den Gefahren, sodass ein übermäßiger Alkoholkonsum nicht anzuraten ist. Ungefährlich sind 10 bis 15 Gramm Alkohol täglich, das entspricht ungefähr einem Glas Rotwein. Einige Alkoholika enthalten Milchzucker und/oder Milcheiweiß. Dazu gehören beispielsweise Mixgetränke, Liköre und Cocktails.

Vitamine und Mineralstoffe

Da wir im Körper nicht über Speichermedien für Vitamine und Mineralstoffe (von wenigen Ausnahmen abgesehen, beispielsweise Eisen) verfügen, ist die täglich ausreichende Zufuhr essenziell. Die Versorgung mit Fluorid, Jod, Zink, Folsäure (insbesondere bei Frauen), Vitamin D (insbesondere bei Senioren) sowie Antioxidanzien, die die Zellen vor Zerstörung schützen, ist in Deutschland in der Regel ungenügend.

Die wichtigsten Vitamine im Überblick

VITAMINE	WIRKUNG	VORKOMMEN
Fettlösliche Vitamine		
Vitamin A bzw. Betacarotin	Sehvermögen, Hautaufbau, Abwehr freier Radikale	*Vitamin A:* Leber, Butter, Margarine, Milch *Betacarotin:* Möhren, Grünkohl, Melonen, Brokkoli
Vitamin D	Knochenbildung, Kalzium- und Phosphatstoffwechsel	Hering, Makrele, Milch, Milchprodukte, Margarine, Eigelb
Vitamin E	Abwehr freier Radikale	Keimöl, Pflanzensamen
Vitamin K	Blutgerinnung, Eigensynthese	Kohl- und Gründemüse
Wasserlösliche Vitamine		
Vitamin B_1	Kohlenhydratstoffwechsel	Vollkornprodukte, Hülsenfrüchte, Kartoffeln
Vitamin B_2	Fett-, Kohlenhydrat- und Eiweißstoffwechsel, Energiegewinnung	Vollkorn- und Milchprodukte, Fleisch, Fisch
Vitamin B_6	Blutbildung, Eiweißstoffwechsel	Vollkornprodukte, Gemüse, Fisch, Fleisch
Vitamin B_{12}	Blutbildung	Eier, Fisch, Fleisch, Milch
Folsäure	Zellteilung	Blattgemüse, Hefe, Weizenkeime
Vitamin C	Immunsystem, Entgiftung, Abwehr freier Radikale	Zitrusfrüchte, Paprika, Kartoffeln

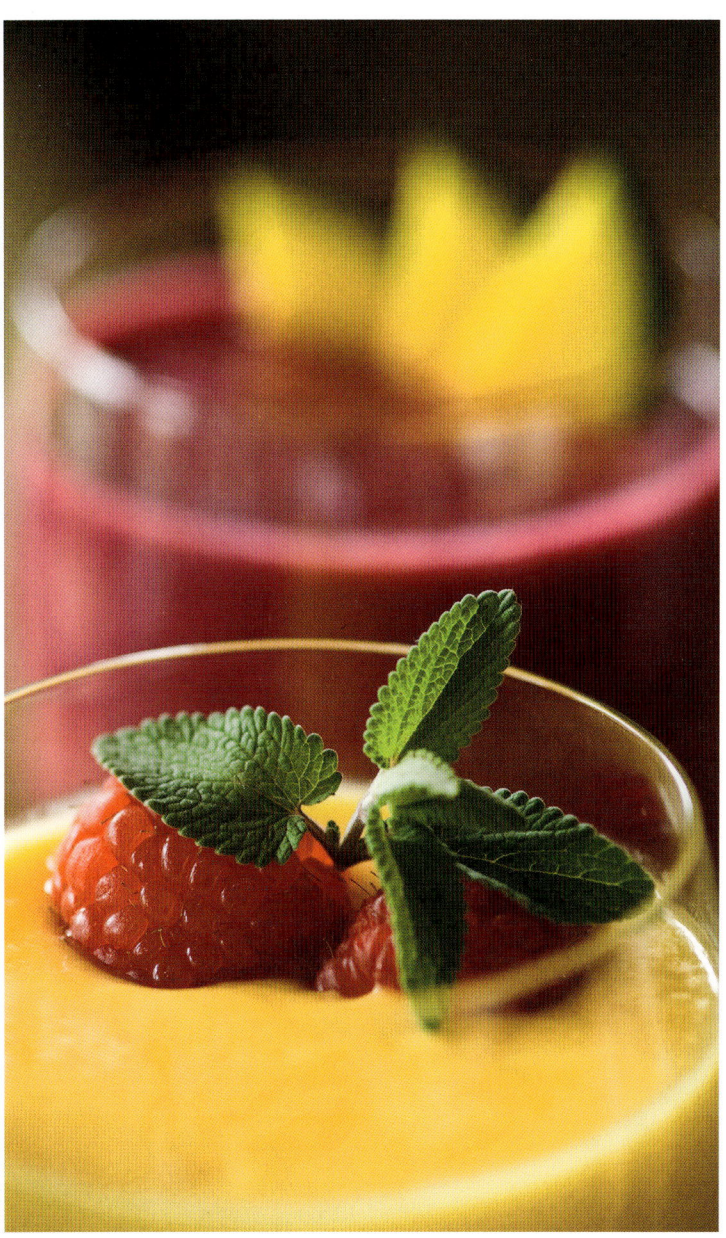

Vitamine sind essenziell und müssen täglich zugeführt werden.

> **KALZIUM**
>
> Menschen mit Laktoseintoleranz müssen besonders auf die ausreichende Versorgung mit Kalzium achten. Die Kalziumaufnahme sollte mit Vitamin D und Fluorid kombiniert werden.

Auf Kalziumzufuhr achten

Um einen Kalziummangel zu vermeiden, müssen Menschen, die unter Milchzuckerunverträglichkeit leiden, auf eine optimale Zufuhr achten und unter Umständen auf alternative Quellen zurückgreifen. Dazu gehören kalziumreiches Mineralwasser, mit Kalzium angereicherte Obstsäfte oder, wenn das nicht ausreichend ist, Kalziumsupplemente. Die Kalziumzufuhr sollte mit Vitamin D kombiniert werden, um die Kalziumaufnahme aus dem Dünndarm zu fördern. Knochengesund ist auch das Spurenelement Fluorid.

Kalzium ist wichtig für den Aufbau von Knochen, Knorpel und Zähnen sowie für die Stabilisierung der Zellmembranen, der Signalübermittlung und Reizübertragung. Nennenswerte Kalziummengen sind in grünem Gemüse (Grünkohl, Brokkoli, Spinat) und Sojabohnen enthalten.

Ein Erwachsener benötigt 1000 Milligramm Kalzium täglich. Wenn Sie geringe Mengen Laktose vertragen, können Sie Ihren Kalziumbedarf durch praktisch laktosefreie Käsesorten wie Hart-, Schnitt-, Weich- und Sauermilchkäse (siehe auch Seite 20) decken. Auch sollte die Verträglichkeit von fermentierten Lebens-

Kalziumgehalt verschiedener Lebensmittel

LEBENSMITTEL PRO PORTION	KALZIUMGEHALT (mg)
Grünkohl (150 g)	265
Spinat (150 g)	220
Sojamilch (200 ml)	212
Fenchel (150 g)	174
Brokkoli (150 g)	168
Mandeln (60 g)	150
Sesam (20 g = 1 EL)	147
Haselnüsse (60 g)	135

mitteln getestet werden. Das sind Lebensmittel, die der Mikroflora erlauben, sich im Darm anzusiedeln. Dieses innere Ökosystem hilft, unsere Gesundheit zu unterstützen und Infektionen zu bekämpfen.

Bei der Einnahme von Mineralstoff- und Vitaminpräparaten muss darauf geachtet werden, dass keine Laktose enthalten ist, und die Produkte nicht auf Milchbasis hergestellt sind.

Spinat ist ein guter Kalziumlieferant.

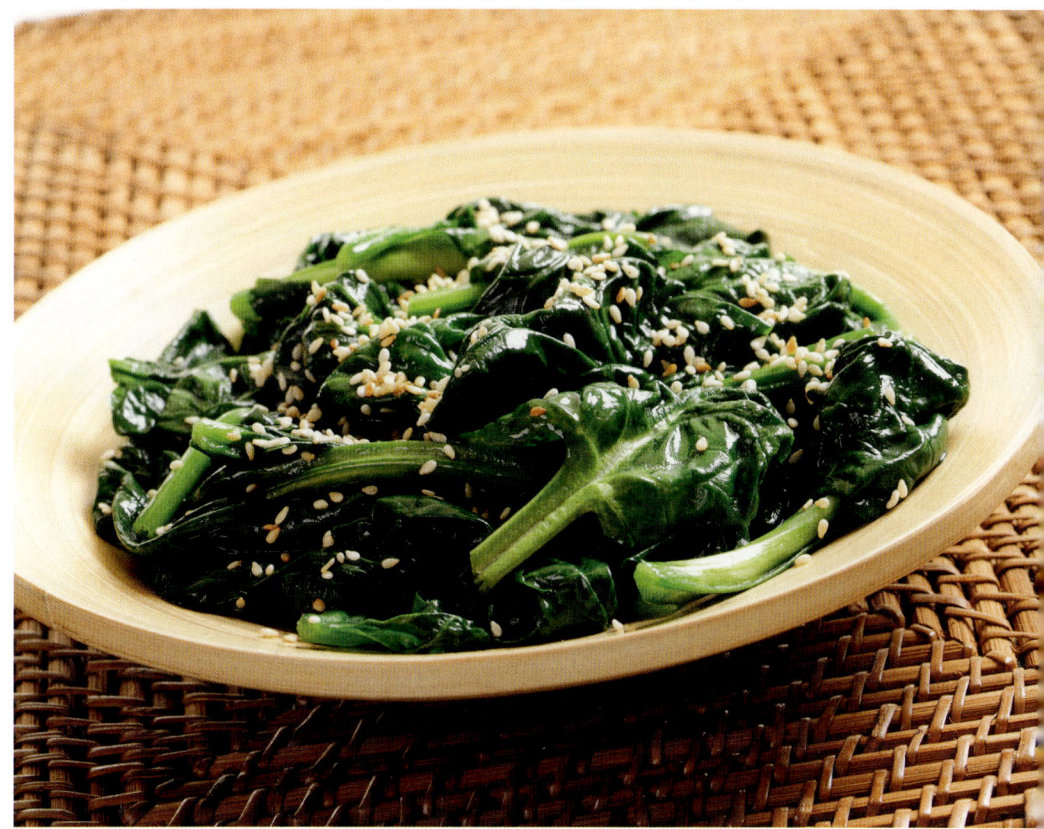

Laktosefreier Musterplan

LEBENSMITTEL	MENGE (g oder ml)	ENERGIE (kcal)	EIWEISS (g)	FETT (g)	KOHLEN-HYDRATE (g)	KALZIUM (mg)	VITAMIN D (µg)
Frühstück: Brötchen und Ei							
1 Vollkornbrötchen	100	222	8	1,5	43,3	31	0
Margarine, 30–50 % Fett	5	36	0	4	0	0,5	0,1
Erdbeermarmelade	25	67	0,1	0	16,3	2,5	0
1 Ei	50	74	6,2	5,4	0,3	27	1,5
1 Glas Orangensaft	200	90	1,9	0,3	17,6	86	0
2 Tassen Kaffee mit Zucker	250	25	0,5	0	5,6	5	0
Zwischenanalyse:		514	16,7	11,2	83,1	152	1,6
Prozent des Tagesbedarfs:		26	19,7	19,6	31,9	12,2	27,6
Zwischendurch: Trinken!							
Mineralwasser	700	0	0	0	0	245	0
Zwischenanalyse:		0	0	0	0	245	0
Prozent des Tagesbedarfs:		0	0	0	0	19,6	0
Mittagessen: Kabeljau mit Pellkartoffeln und Gemüse							
Pellkartoffeln	250	172	4,9	0,3	35,6	15	0
Sesamkörner	10	56	1,8	5	1	73,8	0
Brokkoli	150	35	4,7	0,3	2,8	168	0
Pfifferlinge	140	16	2,2	0,7	0,3	11,2	2,8
Mandeln	20	114	3,7	10,8	0,7	50	0
Kabeljau	130	117	26,4	1	0	24,7	1,3
Rapsöl	5	44	0	4,9	0	0,1	0
Kiwi	120	73	1,2	0,8	12,9	45,6	0
Zwischenanalyse:		627	44,9	23,8	53,3	388,4	4,1
Prozent des Tagesbedarfs:		32	53,4	41,4	20,5	31,1	70,7

Laktosefreier Musterplan

LEBENSMITTEL	MENGE (g oder ml)	ENERGIE (kcal)	EIWEISS (g)	FETT (g)	KOHLEN-HYDRATE (g)	KALZIUM (mg)	VITAMIN D (µg)
Zwischendurch: Obst und kleine Näscherei							
Mineralwasser	700	0	0	0	0	245	0
Marzipan	25	115	1,5	4,4	17,1	20,5	0
1 Apfel	129	67	0,4	0,5	14,7	9	0
Zwischenanalyse:		*182*	*1,9*	*4,9*	*31,8*	*274,5*	*0*
Prozent des Tagesbedarfs:		*9*	*2,3*	*8,5*	*12,2*	*22,0*	*0*
Abendessen: Brotmahlzeit mit schneller Tomatensuppe							
1 Scheibe Vollkornbrot	100	188	6,5	1	37,6	21	0
Margarine, 30–50 % Fett	5	36	0	4	0	0,5	0,1
1 Scheibe geräucherter Schinken	20	23	3,7	0,9	0,2	6,4	0
1 Scheibe Sülze	25	27	4,9	0,8	0,1	4	0
Tomaten aus der Dose	200	33	2	0,4	4,5	38	0
Rapsöl	10	88	0	9,9	0	0,1	0
schwarzer Tee mit Zucker	250	21	0,2	0	4,9	20	0
1 Glas Orangensaft	200	89,9	1,9	0,3	17,6	86	0
1 Banane	129	123	1,5	0,2	27,6	11,6	0
Zwischenanalyse:		*628,9*	*20,7*	*17,5*	*92,5*	*187,6*	*0,1*
Prozent des Tagesbedarfs:		*32,2*	*24,5*	*30,5*	*35,4*	*15,0*	*1,7*
Summe:		**1951,9**	**84,2**	**57,4**	**260,7**	**1002,5**	**5,8**

6 Tipps für das tägliche Leben bei Laktoseintoleranz

1. Vorsicht bei Fertigprodukten! Laktose ist als Trägerstoff von Aromen, Geschmacksverstärkern oder Süßstoffen in vielen Nahrungsmitteln, die wir täglich verzehren, versteckt, beispielsweise in Fertiggerichten, Tiefkühlkost, Brot und Brötchen sowie Wurstwaren, Soßen und Dressings. Solche Lebensmittel sind allerdings nach der EU-Richtlinie 2003/89/EG kenntlich zu machen. Dennoch sollten Sie Fertigwaren mit den Zutatenbezeichnungen Laktose, Magermilchpulver, Vollmilchpulver, Zuckerstoffe, Molke (-pulver) und Molkenerzeugnis von Ihrem Speiseplan streichen. Wichtigste Regel bei Laktoseintoleranz daher: Die Zutatenliste lesen!

> **!** Achten Sie auf die Zutatenliste der Lebensmittel!

2. Achtung! In Lebensmitteln wie Milch, Molke, Quark, Frischkäse, Sahne, Kondensmilch, Säuglingsmilchnahrung, Schokolade und Milchspeiseeis ist Laktose in großen Mengen enthalten.
3. Gut zu wissen: Gänzlich frei von Laktose sind frisches Obst und Gemüse, Getreide, Fleisch, Fisch, Geflügel, Eier, Zucker, Honig, Konfitüre, Kartoffeln, Reis und Nudeln sowie Mineralwasser, Fruchtsäfte, Kaffee und Tee sowie Pflanzenöle.
4. Zum Backen sind geeignet: Soja-, Kokos- oder Mandelmilch, Reis- oder Hafermilch, Orangensaft (zum Beispiel in Muffins) und Bananenpüree. Wählen Sie Kuchen und Gebäck aus, für deren Herstellung keine Milch benötigt wird, zum Beispiel Biskuit-, Mürbe- und Strudelteig.
5. Stichwort Kalzium: Milch und Milchprodukte sind die besten Quellen für den Knochenbaustoff Kalzium. Deshalb sollten Sie bei einer milchzuckerfreien beziehungsweise milchzuckerarmen Kost unbedingt darauf achten, zusätzliche Kalziumquellen in Ihre tägliche Kost einzubauen. Sie verhindern dadurch, dass sich Ihre Vorräte an diesem Mineralstoff erschöpfen, und beugen ei-

ner Osteoporose vor. Greifen Sie zu kalziumreichen Mineralwässern, Fruchtsäften plus Kalzium oder mit Kalzium angereicherten Sojaprodukten. Sollten Sie Käse vertragen, dann sind Emmentaler, Tilsiter, Gouda, Butterkäse und Edamer die besten Kalziumquellen. Drei Scheiben Emmentaler decken zum Beispiel den Kalziumbedarf eines Erwachsenen. Gemüsearten wie Brokkoli, Fenchel, Mangold, Spinat, Lauch und Grünkohl sind ebenfalls reich an Kalzium. Möglicherweise ist auch eine Nahrungsergänzung mit Kalzium erforderlich. Dies sollten Sie vorab mit Ihrem Arzt besprechen.

6. Für Notfälle Laktasetabletten: Den Verzehr von Milchzucker kann man bequem einschränken oder meiden, wenn man selbst kocht und deshalb die Zutaten der Gerichte exakt kennt. Unangenehm kann es jedoch werden, wenn zum Beispiel Berufstätige an einem Geschäftsessen teilnehmen und in dem servierten Gericht Milchzucker enthalten war. Für solche Notfälle sind Laktasekapseln beziehungsweise Kautabletten für einzelne Patienten eine Hilfe. Sie enthalten das fehlende Enzym und werden zur Mahlzeit eingenommen. Deshalb kann es dennoch bei empfindlichen Menschen zu Beschwerden kommen. Außerdem gibt es ein Laktasepulver, das einige Stunden vor dem Verzehr in milchzuckerhaltige Lebensmittel (Milch, Joghurt) eingerührt werden kann. So wird der Milchzucker bereits vor dem Verzehr gespalten.

> **!**
> Im Notfall helfen Laktasetabletten, die das fehlende Enzym enthalten.

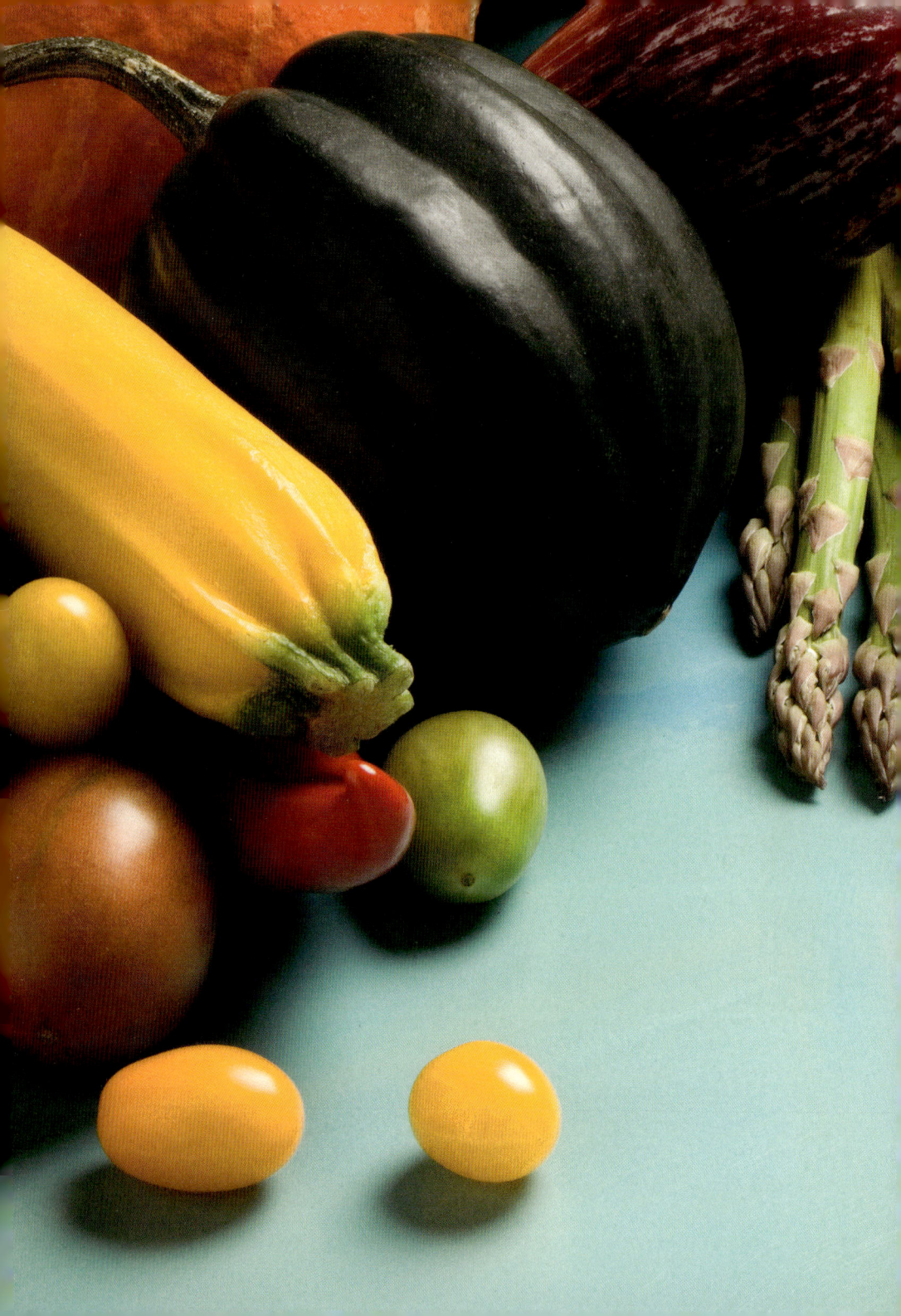

60 REZEPTE – LECKER ESSEN BEI LAKTOSEINTOLERANZ

Sind Sie Fan der deutschen Küche, mögen Sie die mediterranen Gerichte oder zur Abwechslung einmal etwas Asiatisches? Dann erwarten Sie hier 60 erprobte Rezepte, die der ganzen Familie richtig Appetit machen: Morgens *Pancakes,* zum Mittagessen *überbackenes Schweinefilet mit knusprigen Kartoffeln* und abends *knackiges Gemüse vom Grill* … Natürlich alle nach neuesten Erkenntnissen und mit Nährwert- und Laktoseangaben pro Portion zusammengestellt.

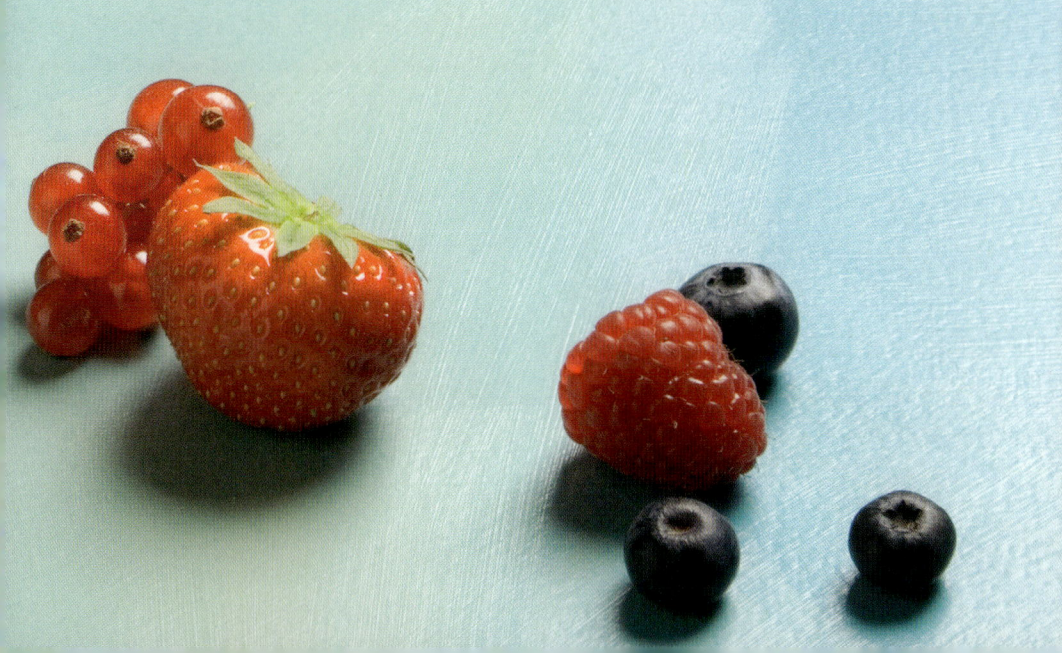

FRÜHSTÜCK

Sonntagsfrühstück
gelingt leicht

Zubereitungszeit: 20 Minuten
Garzeit: ca. 5–10 Minuten

Eine Portion enthält:
549 kcal/2295 kJ	70 g Kohlenhydrate
22 g Eiweiß	0 g Laktose
19 g Fett	

Zutaten für 2 Portionen

- 2 kleine Eier
- 2 Scheiben Vollkornbrot
- 4 TL Diätmargarine, milchzuckerfrei
- 2 Sonnenblumenbrötchen
- 2 EL Honig
- 2 Scheiben gekochter Schinken
- 1 Tomate
- 2 kleine Gläser Orangensaft

Zubereitung

1 Die Eier nach Belieben und Verträglichkeit 5–10 Minuten weich oder hart kochen und abschrecken.

2 Die Vollkornbrote dünn mit der Hälfte der Margarine bestreichen. Die Brötchen halbieren und mit der restlichen Margarine bestreichen. Honig und Schinken nach Belieben auf Brot bzw. Brötchen verteilen.

3 Die Tomate waschen, halbieren, den Strunk herausschneiden und die Tomatenhälften in schmale Scheiben schneiden. Tomatenscheiben, gekochte Eier und Orangensaft zusammen mit den vorbereiteten Broten bzw. Brötchenhälften servieren.

> **TIPPS UND TRICKS**
>
> Denken Sie beim Genuss von Kaffee bzw. schwarzem Tee daran, dass die verwendete Milch oder Kondensmilch Laktose enthält. Kaffeeweißer auf Sojabasis stellen eine gute Alternative dar.

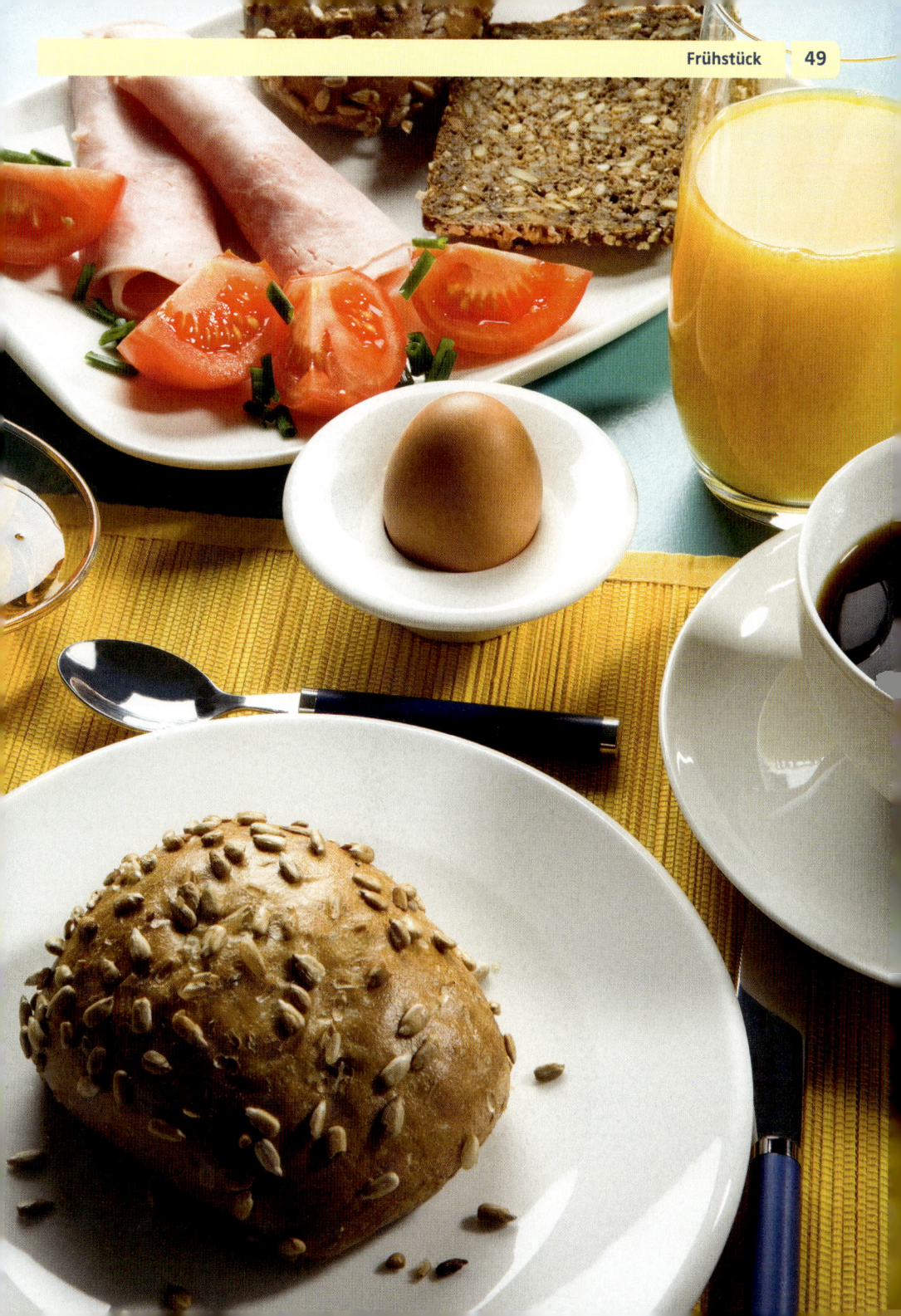

Frühstück

Europafrühstück
geht schnell

Zubereitungszeit: 10 Minuten

Eine Portion enthält:
549 kcal/2295 kJ	70 g Kohlenhydrate
22 g Eiweiß	0 g Laktose
19 g Fett	

Zutaten für 2 Portionen
- 2 Scheiben Vollkorntoastbrot
- 2 Scheiben Vollkornbrot
- 4 TL Diätmargarine, milchzuckerfrei
- 2 Scheiben kalter Bratenaufschnitt
- 1 gehäufter EL Kresse
- 4 Radieschen
- 2 EL Erdbeerkonfitüre

Zubereitung

1 Die Toastbrote im Toaster goldgelb toasten und kurz abkühlen lassen.

2 Die Vollkornbrote und Toastbrote mit Margarine bestreichen. Den Bratenaufschnitt auf den Broten verteilen.

3 Die Kresse und Radieschen waschen, die Radieschen putzen und in schmale Scheiben schneiden. Kresse und Radieschenscheiben auf den Bratenbroten verteilen.

4 Die Konfitüre auf den Toastbroten verteilen.

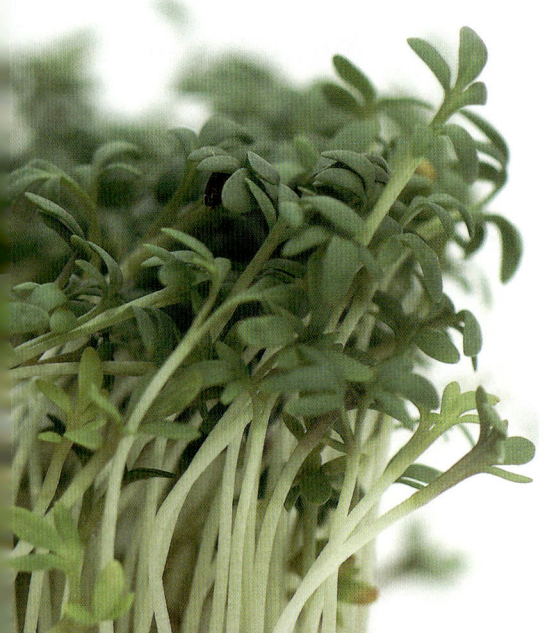

TIPPS UND TRICKS

Bei Unverträglichkeiten gegenüber Radieschen tauschen Sie diese gegen Cocktailtomaten aus. Dann eignet sich jedoch Basilikum besser als Kresse.

Nordseefrühstück
gelingt leicht

Zubereitungszeit: 10 Minuten
Garzeit: ca. 5–8 Minuten

Eine Portion enthält:
293 kcal/1225 kJ   1 g Kohlenhydrate
21 g Eiweiß   0 g Laktose
23 g Fett

TIPPS UND TRICKS

Wenn Sie Geräuchertes nicht vertragen, streichen Sie einfach den Lachs aus der Zutatenliste.

Zutaten für 2 Portionen
- 4 Eier
- Salz
- Pfeffer
- 2 Dillzweige
- 2 Scheiben geräucherter Lachs
- 2 EL Nordseekrabben aus Dose/Glas
- 1 EL Rapsöl

Zubereitung

1 Die Eier in eine kleine Schüssel aufschlagen, mit Salz und Pfeffer würzen und mit einer Gabel kräftig verquirlen.

2 Dill waschen, trocknen, Blättchen fein hacken. Lachs in schmale Streifen schneiden, Krabben gut abtropfen lassen.

3 Öl in einer beschichteten Pfanne erhitzen, verquirltes Ei dazugeben und kurz stocken lassen. Mit einem Pfannenwender (Plastik oder Holz) Rührei zerteilen, Lachs und Krabben kurz vor Ende der Garzeit dazugeben und erwärmen.

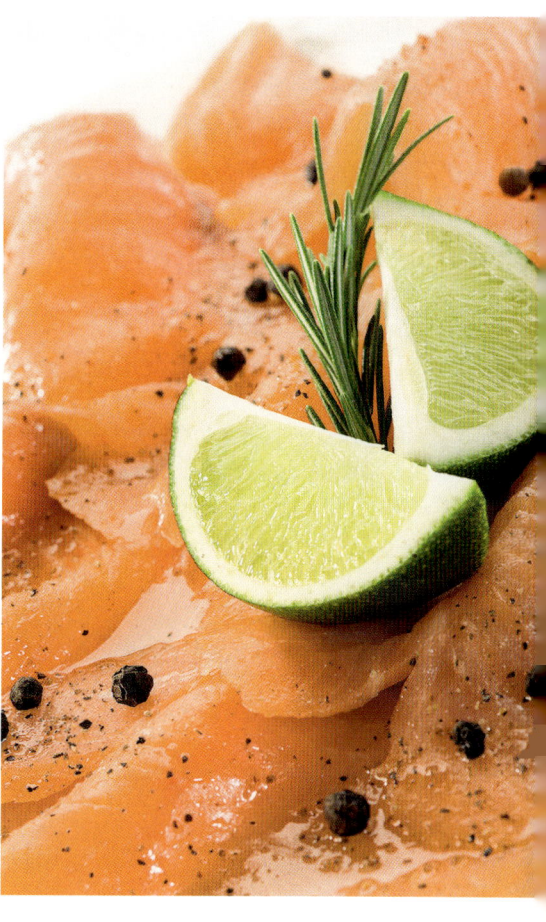

Bauernfrühstück

geht schnell

Zubereitungszeit: 10 Minuten
Garzeit: ca. 10 Minuten

Eine Portion enthält:
331 kcal/1384 kJ   13 g Kohlenhydrate
21 g Eiweiß   0 g Laktose
21 g Fett

Zutaten für 2 Portionen
2 mittelgroße gekochte Kartoffeln
3 Eier
Salz
Pfeffer
1 EL gehackte Petersilie
2 Scheiben gekochter Schinken
1 EL Rapsöl

Zubereitung

1 Die Kartoffeln in Scheiben schneiden.

2 Die Eier in einer kleinen Schüssel mit einer Gabel verquirlen, die Eimasse mit Salz, Pfeffer und Petersilie würzen.

3 Den Schinken in schmale Streifen schneiden.

4 Das Öl in einer beschichteten Pfanne erhitzen, Schinkenstreifen und Kartoffelscheiben darin knusprig anbraten, die Eier darübergießen und ca. 5–7 Minuten stocken lassen.

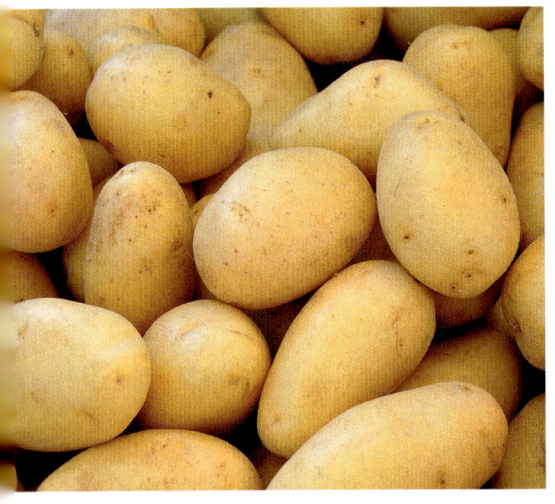

Frühstück | 53

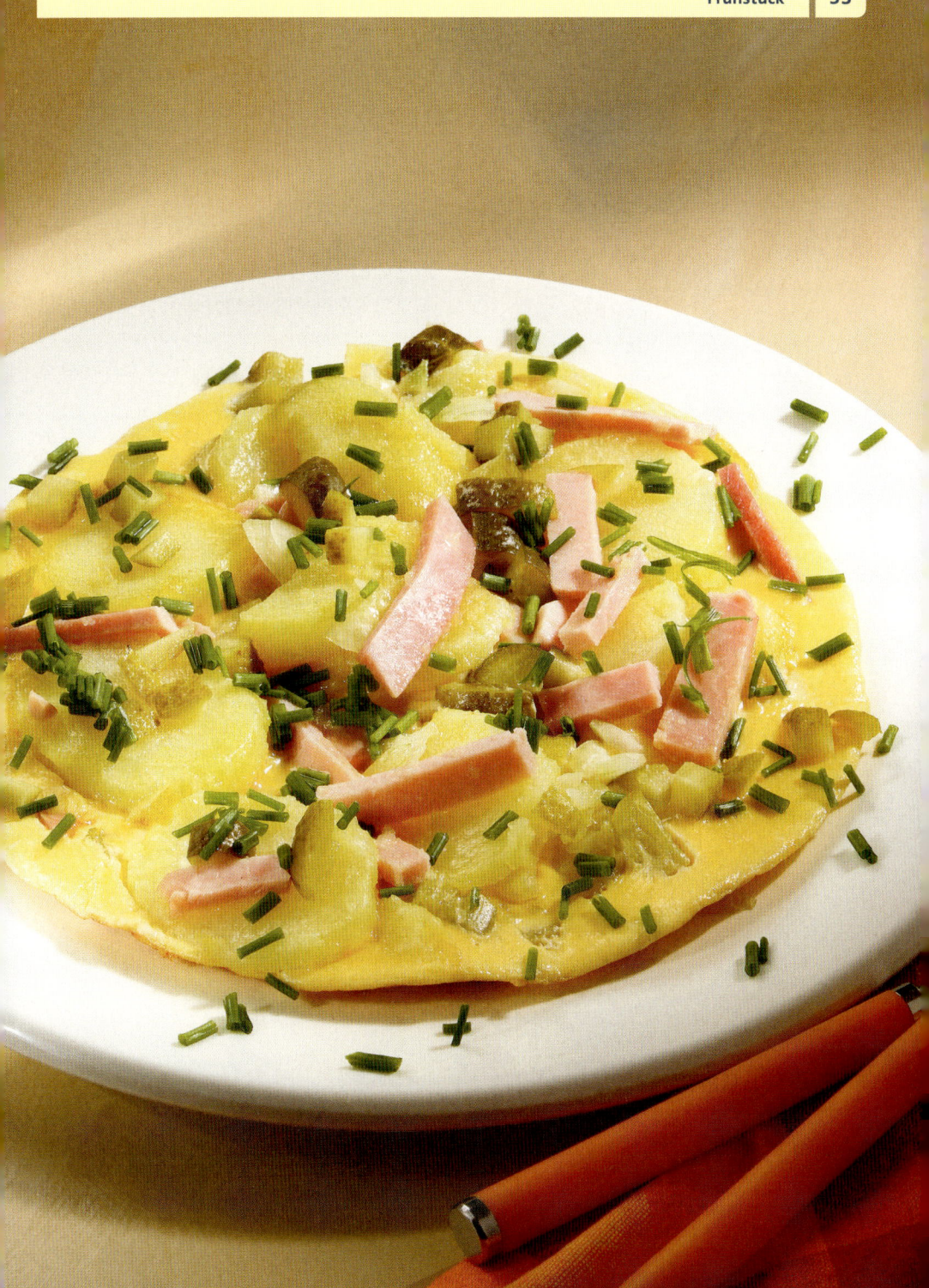

Pancakes
gelingen leicht

Zubereitungszeit: 15 Minuten
Garzeit: ca. 10–15 Minuten

Eine Portion enthält:
626 kcal/2617 kJ	69 g Kohlenhydrate
24 g Eiweiß	0 g Laktose
28 g Fett	

Zutaten für 2 Portionen
- 3 Eier
- 200 g Sojanaturjoghurt, 3,5 % Fett
- 100 ml Sojamilch
- 150 g Weizenmehl, Typ 550
- 1 EL Zucker
- 1 Päckchen Backpulver
- 1 Prise Salz
- 1–2 EL Rapsöl

Zubereitung

1 Die Eier mit dem Handrührgerät schaumig rühren.

2 Den Joghurt mit der Milch vermischen und zusammen mit dem Mehl, Zucker, Backpulver und Salz nach und nach zu der Eimasse geben.

3 Etwas Öl bei mittlerer Hitze in einer beschichteten Pfanne erhitzen und aus dem Teig nach und nach dicke, goldgelbe Pancakes backen.

TIPPS UND TRICKS

Wichtig: Nur wenig Öl verwenden und die Pfannkuchen langsam bei mittlerer Hitze backen. Die Pfannkuchen schmecken lecker mit Ahorn- oder Zuckerrübensirup.

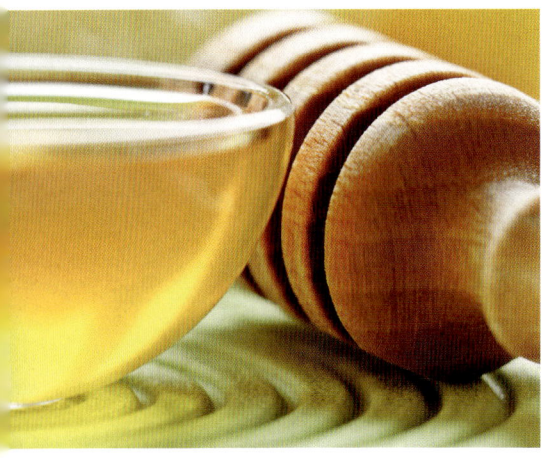

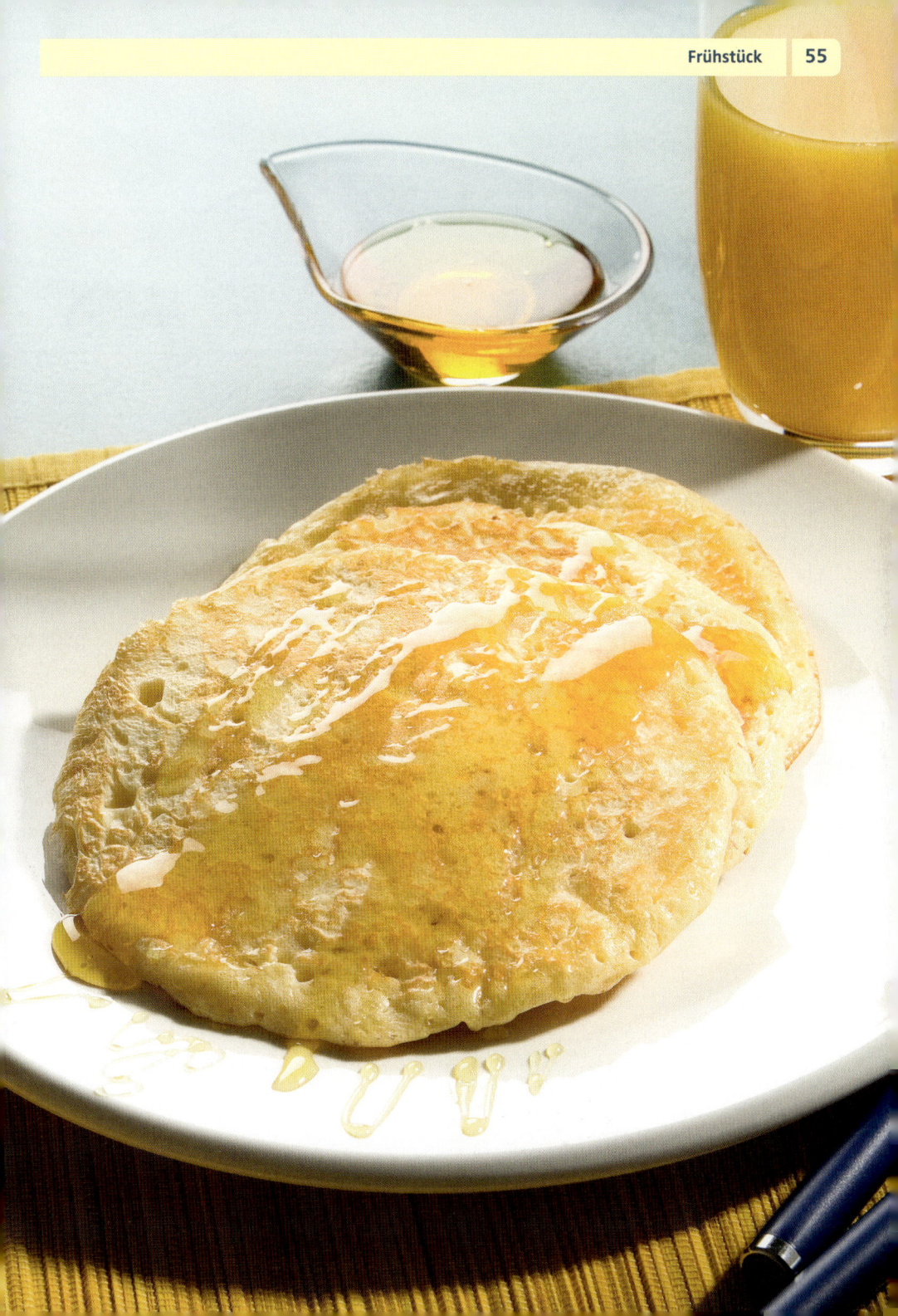

Honig-Bananen-Müsli
geht schnell

Zubereitungszeit: 10 Minuten	
Eine Portion enthält:	
292 kcal/1221 kJ	36 g Kohlenhydrate
8 g Eiweiß	0 g Laktosee
12 g Fett	

Zutaten für 2 Portionen
- 2 Bananen
- 1 EL Zitronensaft
- 2 Becher Sojanaturjoghurt, 3,5 % Fett (300 g)
- 1 EL Honig
- 1 EL gehackte Walnusskerne

Zubereitung
1 Die Bananen schälen und in schmale Scheiben schneiden, sofort mit Zitronensaft beträufeln.
2 Den Joghurt mit dem Honig vermengen und die Bananen unter den Joghurt rühren.
3 Gehackte Nüsse drüberstreuen und sofort servieren.

TIPPS UND TRICKS

Wenn Sie Nüsse nicht vertragen, streichen Sie die Walnüsse aus der Zutatenliste.

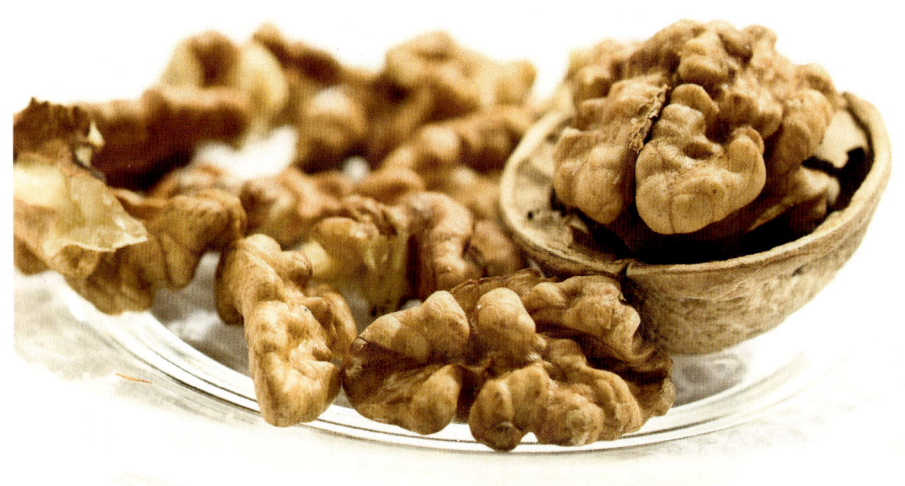

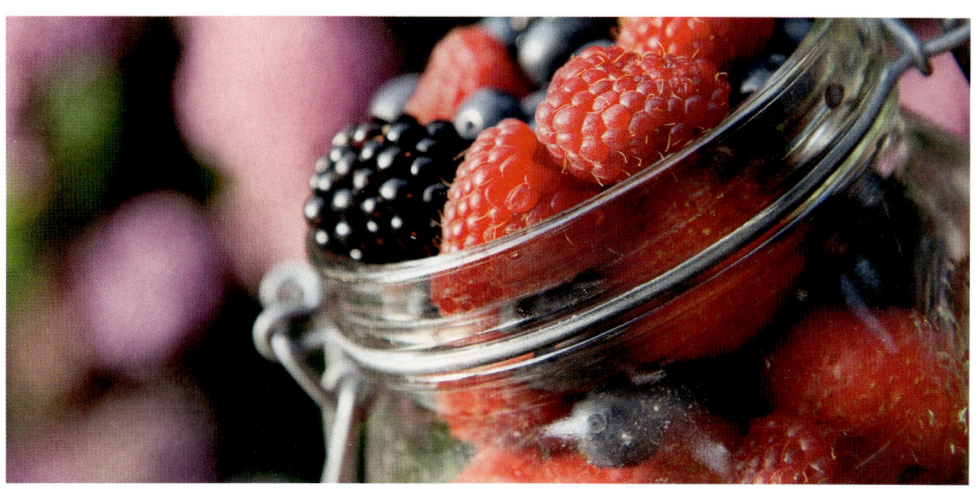

Rote-Grütze-Müsli
geht schnell

Zubereitungszeit: 10 Minuten

Eine Portion enthält:

247 kcal/1033 kJ	27 g Kohlenhydrate
8 g Eiweiß	0 g Laktose
11 g Fett	

Zutaten für 2 Portionen

200 g gemischte Beeren (z. B. Brombeeren, Heidelbeeren, Himbeeren)

1 kleines Glas Sojamilch (100 ml)

1 EL brauner Zucker

1 Becher Sojanaturjoghurt, 3,5 % Fett (150 g)

2 EL Vollkornhaferflocken

1 EL Sesam

Zubereitung

1 Die Beeren vorsichtig waschen, die Stiele entfernen, abtropfen lassen. Die Hälfte der Beeren beiseitestellen.

2 Die Milch, den Zucker und die restlichen Beeren in ein Mixglas geben und mit einem Pürierstab zerkleinern.

3 Den Joghurt mit den Haferflocken, dem Sesam und den pürierten Beeren vermengen.

4 Die beiseitegestellten Beeren vorsichtig untermengen und sofort servieren.

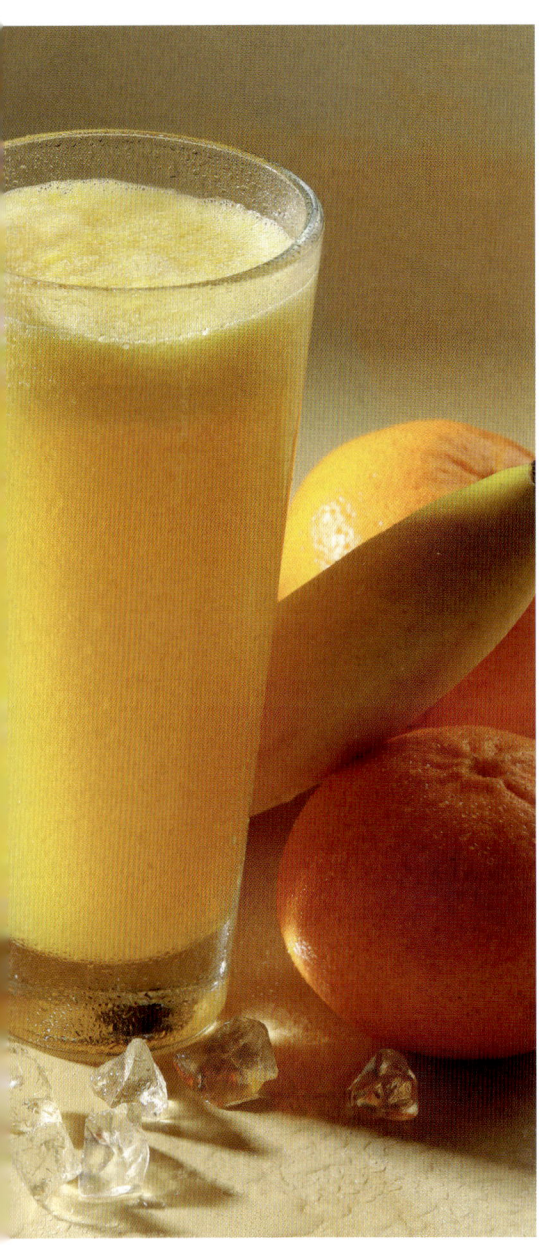

Vitamindrink
gelingt leicht

Zubereitungszeit: 10 Minuten

Eine Portion enthält:

113 kcal/472 kJ	24 g Kohlenhydrate
2 g Eiweiß	0 g Laktose
0 g Fett	

Zutaten für 2 Portionen
2 Mandarinen

1 Stück Ananas (ca. 150 g)

1 Banane

½ kleines Glas Maracujasaft (50 ml)

kohlensäurehaltiges Mineralwasser

zerstoßenes Eis

Zubereitung
1 Die Mandarinen halbieren und auspressen. Die Ananas schälen, den Strunk entfernen, die Banane schälen und in Scheiben schneiden.

2 Mandarine, Ananas und Banane in ein Mixglas geben, den Maracujasaft dazugießen und mit einem Pürierstab so lange zerkleinern, bis eine homogene Flüssigkeit entstanden ist. So viel Mineralwasser dazugießen, bis der Drink dickflüssig ist.

3 Zwei Gläser zur Hälfte mit zerstoßenem Eis füllen, den Drink darübergießen und gleich genießen.

Mango-Lassi
gelingt leicht

Zubereitungszeit: 10 Minuten

Eine Portion enthält:

176 kcal/736 kJ	31 g Kohlenhydrate
4 g Eiweiß	0 g Laktose
4 g Fett	

Zutaten für 2 Portionen

1 kleine, reife Mango (ca. 350 g)

2 EL Zitronensaft

1 EL Zucker

1 Becher Sojanaturjoghurt, 3,5 % Fett, eiskalt (150 g)

kohlensäurehaltiges Mineralwasser

Zubereitung

1 Die Mango schälen, das Fruchtfleisch in groben Stücken vom Stein schneiden und in ein Mixglas geben.

2 Den Zitronensaft, Zucker und Joghurt hinzufügen und mit einem Pürierstab zerkleinern. Einen Schuss Mineralwasser zugeben und nochmals kurz pürieren.

3 Das Mango-Lassi auf zwei Gläser verteilen und sofort servieren.

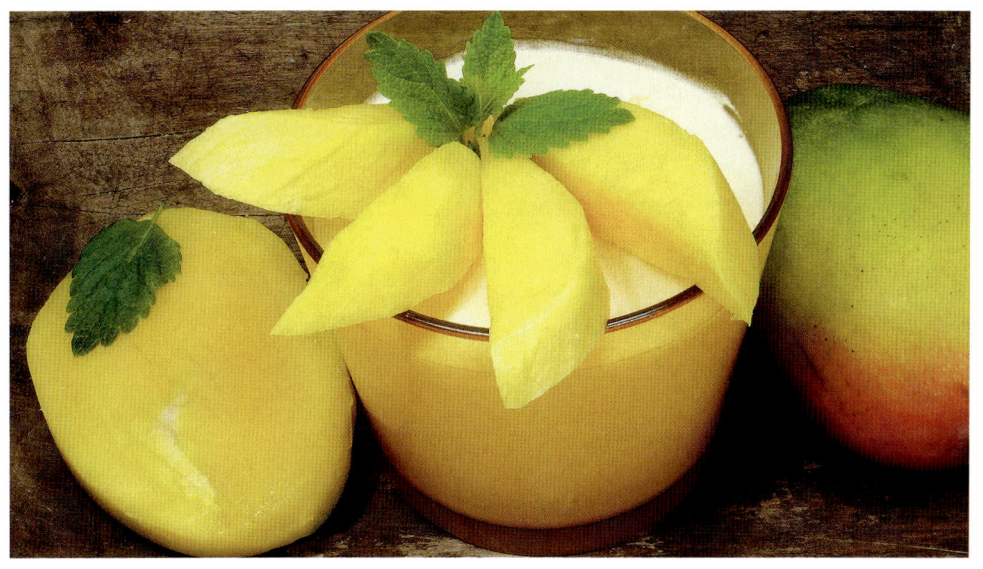

Zweifruchtkonfitüre mit Vanille
gelingt leicht

Zubereitungszeit: 25 Minuten
Garzeit: ca. 5–8 Minuten

Eine Portion (= 1 Esslöffel, 20 g) enthält:
45 kcal/188 kJ	11 g Kohlenhydrate
0 g Eiweiß	0 g Laktose
0 g Fett	

Zutaten für 6 Gläser (à 250 ml)
- ca. 600 g Sauerkirschen
- ca. 600 g Erdbeeren
- 1 kg Gelierzucker (1:1)
- 1 Vanilleschote

Zubereitung

1 Die Sauerkirschen waschen, entsteinen und 500 g abwiegen. Die Erdbeeren waschen, putzen, 500 g abwiegen, große Früchte halbieren bzw. vierteln.

2 Die Früchte in einem großen Topf mit dem Gelierzucker mischen. Die Vanilleschote der Länge nach halbieren, das Mark herauskratzen und zusammen mit der Vanilleschote zu den Früchten geben. Bei starker Hitze aufkochen lassen und unter ständigem Rühren 4 Minuten sprudelnd kochen lassen. Entstehenden Schaum abschöpfen.

3 Die Vanilleschote entfernen, die Konfitüre mit einem Pürierstab durchpürieren und sofort in vorbereitete, saubere Schraubgläser füllen, verschließen und umgedreht auskühlen lassen.

Rhabarber-Fruchtaufstrich mit Brombeeren
gelingt leicht

Zubereitungszeit: 20 Minuten
Garzeit: ca. 5–8 Minuten

Eine Portion (= 1 Esslöffel, 20 g) enthält:
43 kcal/178 kJ 10 g Kohlenhydrate
0 g Eiweiß 0 g Laktose
0 g Fett

Zutaten für 6 Gläser (à 250 ml)
900–1000 g Rhabarber
300 g Brombeeren
1 kg Gelierzucker (1:1)

Zubereitung

1 Den Rhabarber waschen, schälen, 750 g abwiegen und in kleine Stücke schneiden. Die Brombeeren verlesen, putzen, waschen und abtropfen lassen. 250 g Beeren abwiegen.

2 Den Rhabarber und die Brombeeren in einem großen Topf mit dem Gelierzucker mischen und bei starker Hitze aufkochen lassen. Unter ständigem Rühren 4 Minuten sprudelnd kochen lassen, den entstehenden Schaum abschöpfen.

3 Die Marmelade mit einem Pürierstab kurz durchmixen und sofort in vorbereitete, saubere Schraubgläser füllen. Die Gläser sofort verschließen und umgedreht auskühlen lassen.

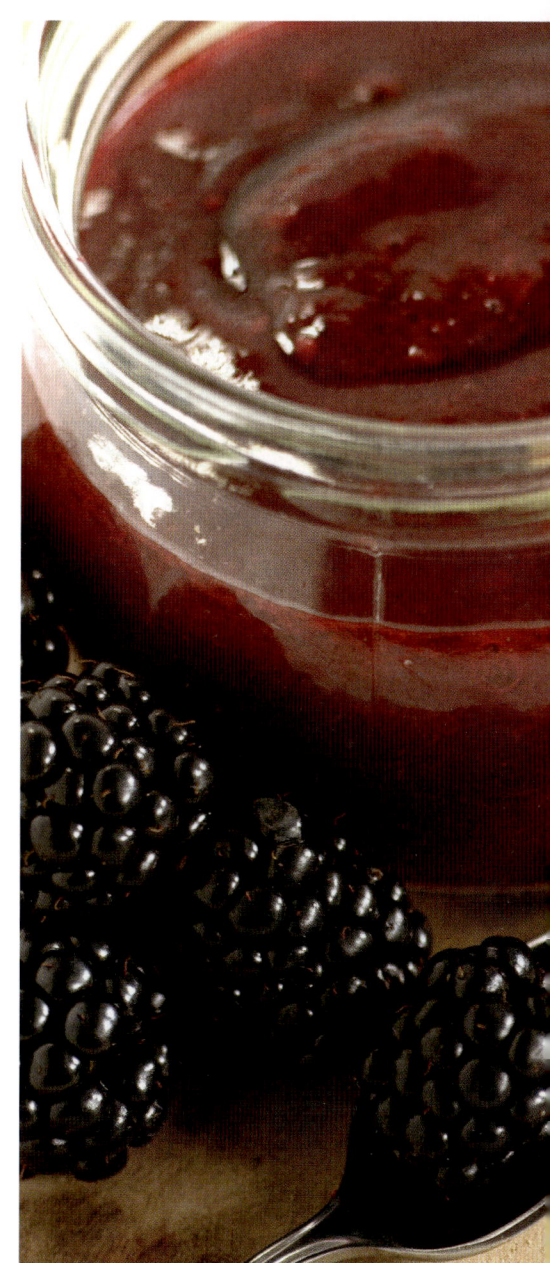

Erdbeer-Kokos-Konfitüre
gelingt leicht

Zubereitungszeit: 25 Minuten
Garzeit: ca. 5–8 Minuten

Eine Portion (= 1 Esslöffel, 20 g) enthält:
39 kcal/161 kJ	9 g Kohlenhydrate
0 g Eiweiß	0 g Laktose
0 g Fett	

Zutaten für 6 bis 7 Gläser (à 200 ml)
- 1,1 kg Erdbeeren
- 4 EL Zitronensaft
- 1 kg Gelierzucker (1:1)
- ¼ l Kokosmilch

Zubereitung

1 Die Erdbeeren waschen, putzen, ein Kilo abwiegen, große Früchte halbieren bzw. vierteln.

2 Die Früchte in einem großen Topf mit dem Zitronensaft, dem Gelierzucker und der Kokosmilch vermischen. Mit einem Pürierstab zerkleinern, bei starker Hitze aufkochen lassen. Unter ständigem Rühren 4 Minuten sprudelnd kochen lassen.

3 Entstehenden Schaum abschöpfen und die Konfitüre in vorbereitete, saubere Schraubgläser füllen. Gläser verschließen und umgedreht auskühlen lassen.

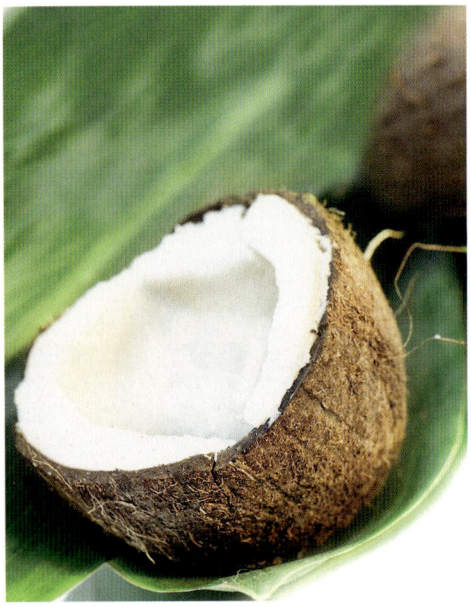

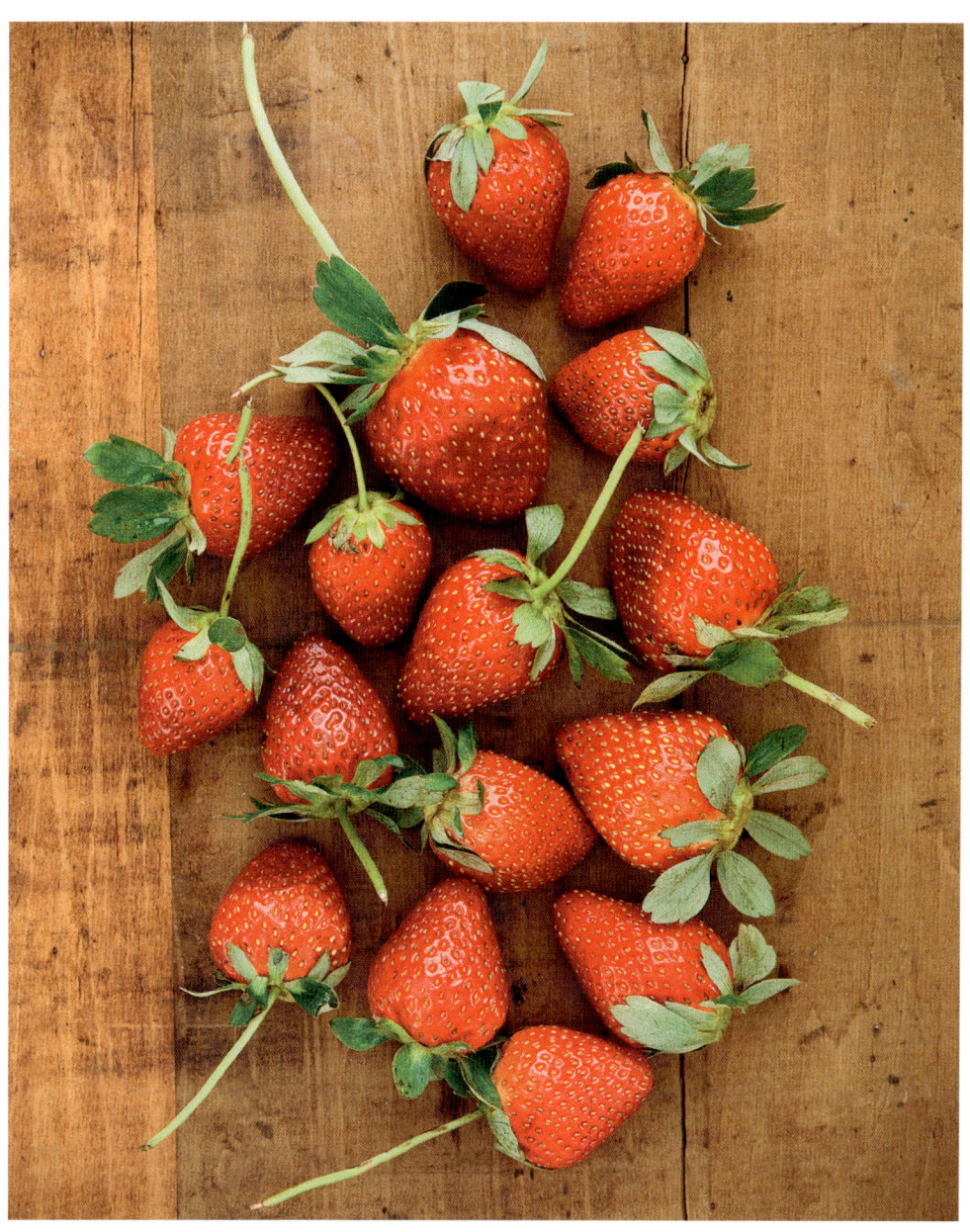

MITTAGESSEN

Kartoffelsuppe mit Schinkenchips
gut vorzubereiten

Zubereitungszeit: 10 Minuten
Garzeit: ca. 25 Minuten

Eine Portion enthält:
322 kcal/1346 kJ   33 g Kohlenhydrate
17 g Eiweiß   0 g Laktose
13 g Fett

Zutaten für 2 Portionen
400 g Kartoffeln, mehlig kochend
1 EL Rapsöl
½ l Gemüsebrühe
Salz
Pfeffer
50 g Serranoschinken

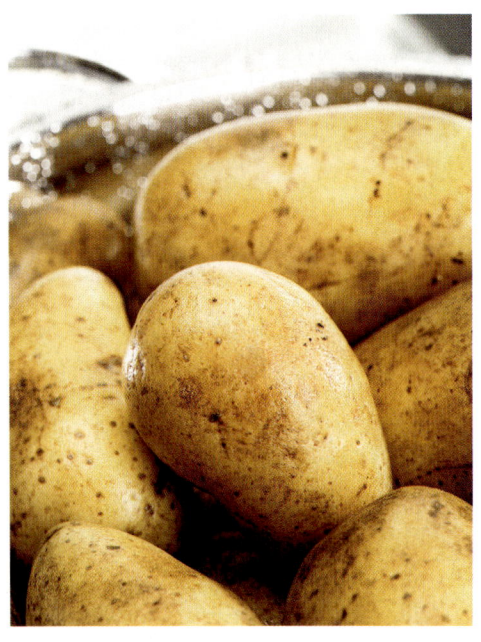

Zubereitung
1 Die Kartoffeln waschen, schälen und in gleich große Stücke schneiden.
2 Das Öl in einem Topf erhitzen und die Kartoffeln darin andünsten, mit Brühe ablöschen, aufkochen und zugedeckt etwa 20 Minuten köcheln lassen.
3 Die Kartoffeln mit dem Pürierstab zerkleinern und mit Salz und Pfeffer würzen.
4 Eine beschichtete Pfanne ohne Fettzugabe erhitzen. Den Schinken in Stücke reißen und die Schinkenstücke in der heißen Pfanne zu knusprigen Schinkenchips braten.
5 Die Suppe mit den Chips garniert servieren.

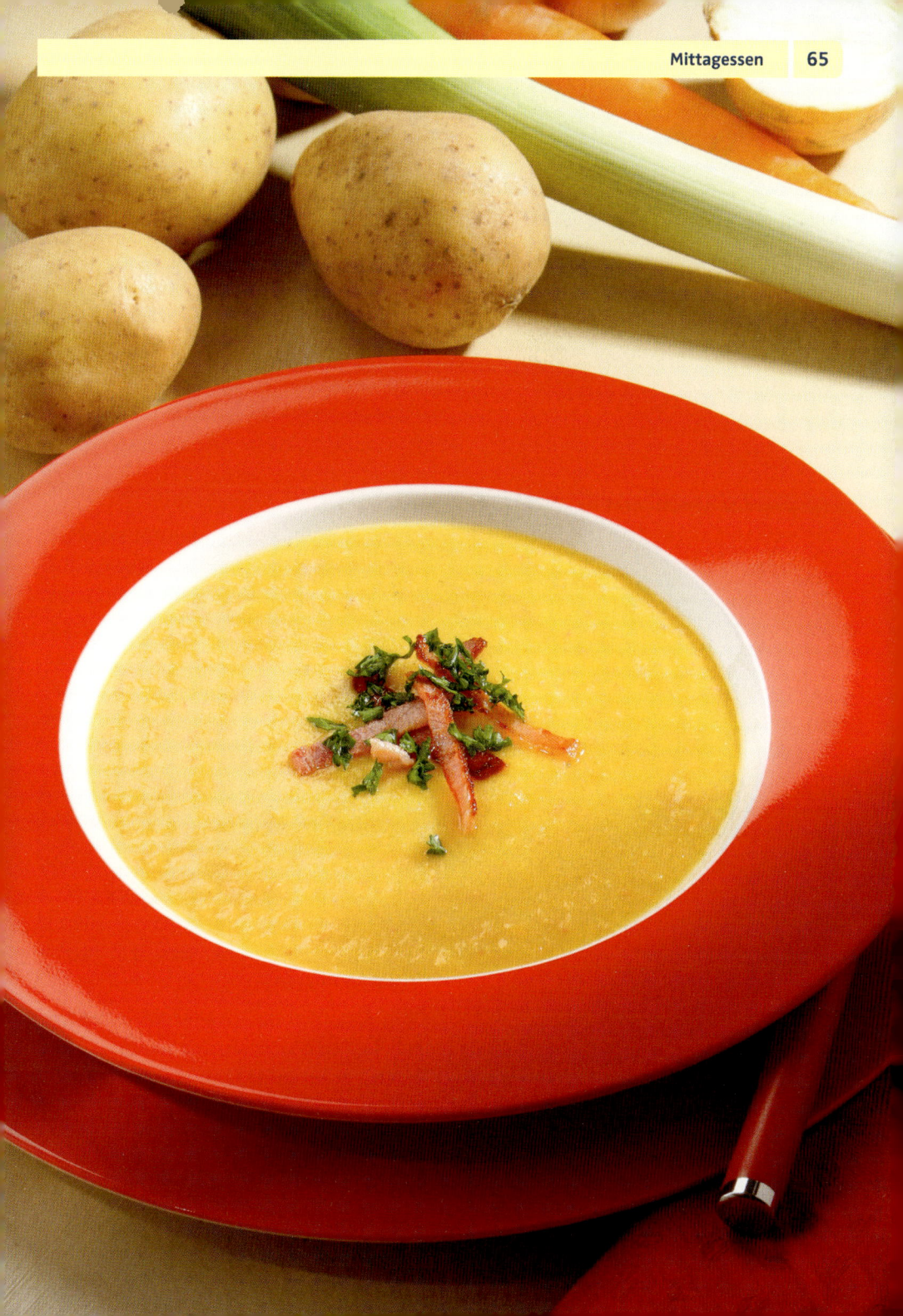

Kürbis-Orangen-Suppe
schmeckt fruchtig

Zubereitungszeit: 20 Minuten
Garzeit: ca. 35 Minuten

Eine Portion enthält:
201 kcal/840 kJ   23 g Kohlenhydrate
5 g Eiweiß   0 g Laktose
9 g Fett

Zutaten für 2 Portionen
- ½ kleiner Hokkaidokürbis (ca. 500 g)
- 1 mittelgroße Kartoffel
- 1 EL Rapsöl
- Salz
- Pfeffer
- Saft von 1 Orange
- ¼ l Gemüsebrühe
- 1 EL gehackte Petersilie

Zubereitung

1 Den Kürbis waschen, trocken reiben, halbieren und die Kerne entfernen. Das Kürbisfruchtfleisch in grobe Stücke schneiden. Die Kartoffel waschen, schälen und ebenfalls in Stücke schneiden.

2 Das Öl in einem Topf erhitzen und die Kürbis- und Kartoffelwürfel darin andünsten, mit Salz und Pfeffer würzen und mit Orangensaft und Gemüsebrühe aufgießen. Aufkochen lassen und zugedeckt etwa 30 Minuten köcheln lassen.

3 Die Suppe mit einem Pürierstab fein pürieren, mit Salz und Pfeffer abschmecken und mit gehackter Petersilie garniert servieren.

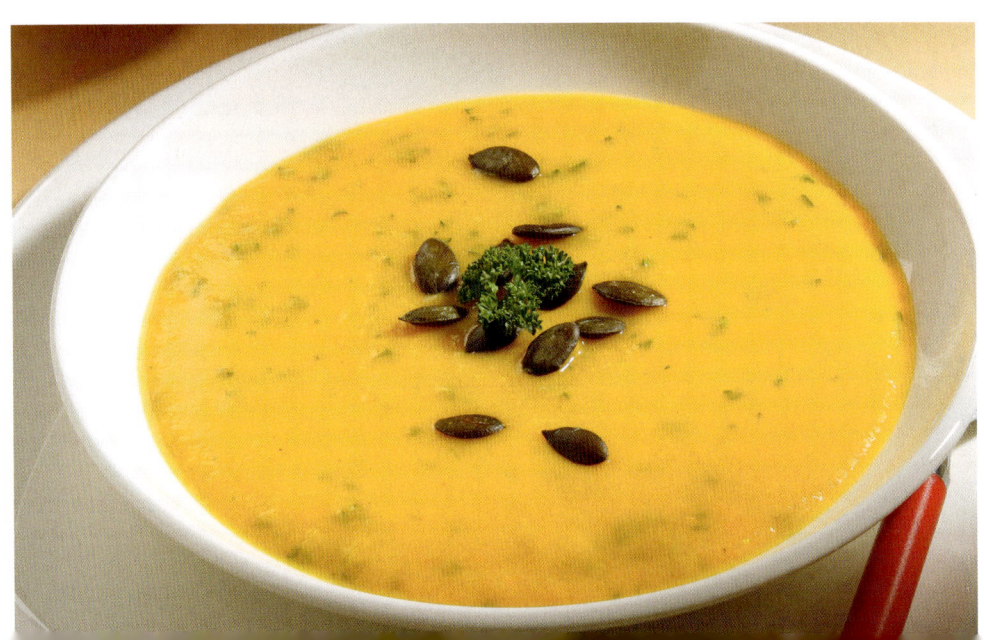

Eier mit Tomatenvinaigrette
gelingt leicht

Zubereitungszeit: 20 Minuten
Garzeit: 4 Minuten
Marinierzeit: 15 Minuten

Eine Portion enthält:
208 kcal/869 kJ	8 g Kohlenhydrate
9 g Eiweiß	0 g Laktose
15 g Fett	

Zutaten für 2 Portionen
- 2 Eier
- 1 Tomate
- 1 Basilikumstängel
- 1 EL Balsamicoessig
- 1 EL Olivenöl
- Salz
- Pfeffer
- 1 Scheibe Vollkorntoastbrot

Zubereitung

1 Die Eier in kochendem Salzwasser 4 Minuten weich kochen. Abgießen, abschrecken, pellen und halbieren.

2 Die Tomate waschen, trocken reiben, halbieren, den Strunk entfernen und die Tomatenhälften in kleine Würfel schneiden. Das Basilikum waschen, trocken schütteln, die Blättchen abzupfen und in feine Streifen schneiden.

3 Aus Essig, Öl, Basilikumstreifen, Salz und Pfeffer eine Marinade herstellen. Die Tomatenwürfel darin 15 Minuten marinieren. Das Toastbrot toasten, abkühlen lassen und halbieren.

4 Die Tomatenvinaigrette auf zwei Tellern verteilen und die halbierten Eier daraufgeben. Mit Toastbrothälften servieren.

Lachs mit Teriyaki-Dressing
schmeckt exotisch

Zubereitungszeit: 20 Minuten

Eine Portion enthält:

204 kcal/853 kJ	7 g Kohlenhydrate
11 g Eiweiß	0 g Laktose
14 g Fett	

Zutaten für 2 Portionen

2 Handvoll gemischter Blattsalat (z. B. Kopfsalat, Rucola, Lollo rosso)
1 EL Rapsöl
1 EL Weißweinessig
Salz
Pfeffer
Zucker
2 Portionen geräucherte Lachsstreifen (ca. 100 g)
1–2 EL Teriyaki-Soße
1 TL Sojaöl
2 TL Honig

Zubereitung

1 Backofen auf 150 °C (Umluft 130 °C) vorheizen.

2 Die Salatblätter waschen, putzen, trocken schleudern und in mundgerechte Stücke zerpflücken. Aus Öl, Essig, Salz, Pfeffer und Zucker ein Dressing herstellen.

3 Den Lachs im vorgewärmten Ofen einige Minuten erwärmen. Die Teriyaki-Soße mit Sojaöl und Honig verrühren.

4 Den Salat mit dem Dressing vermischen, auf zwei Teller geben, den Lachs auf dem Salat anrichten und mit Teriyaki-Dressing beträufelt servieren.

TIPPS UND TRICKS

Teriyaki-Soße ist eine Mischung aus Sojasoße, Mirin, Sake, Zucker oder Honig. Es gibt sie in Asia-Läden fertig gemischt zu kaufen.

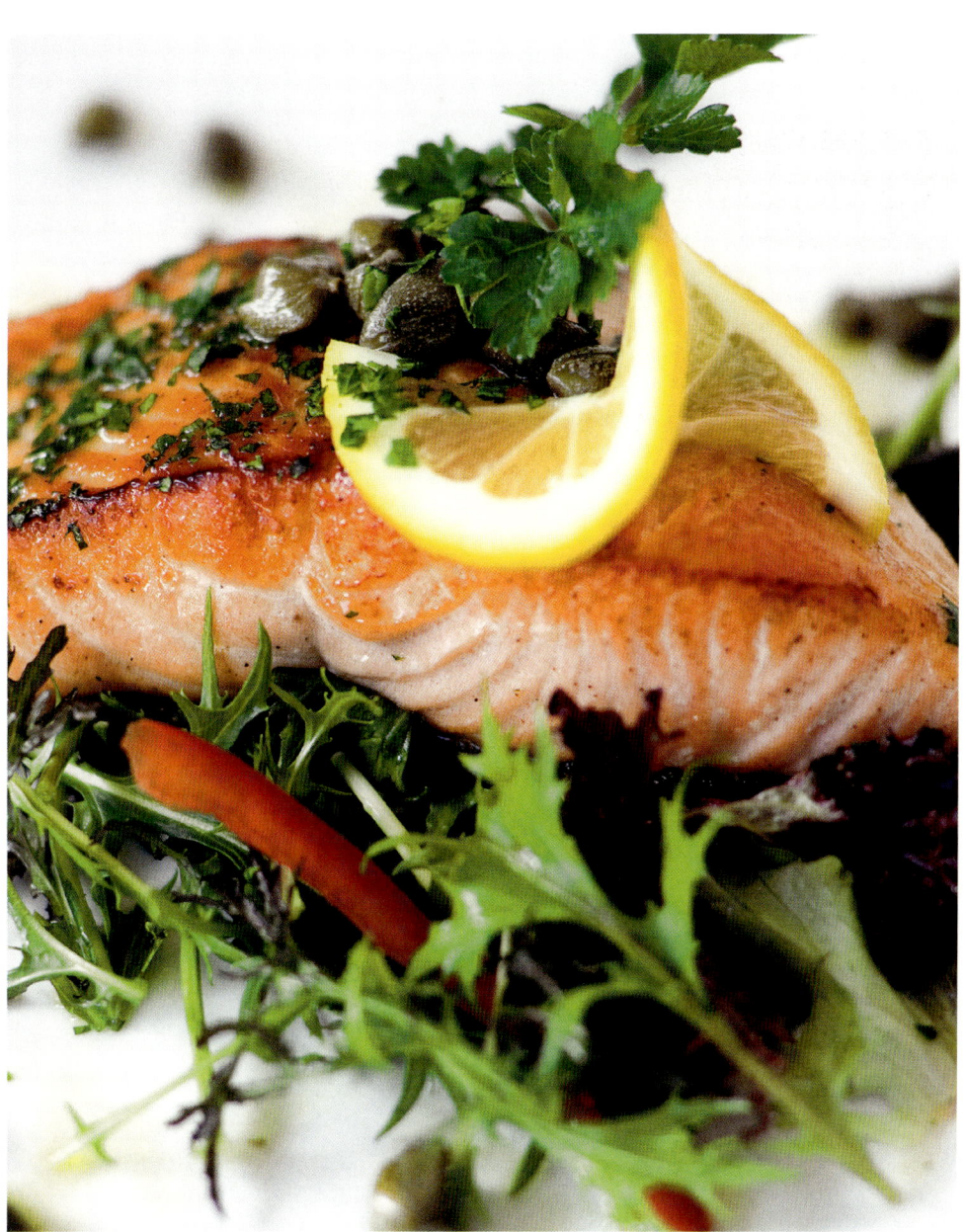

Zitronenhühnchen
fruchtig

Zubereitungszeit: 30 Minuten
Garzeit: ca. 30 Minuten

Eine Portion enthält:
322 kcal/1346 kJ 22 g Kohlenhydrate
36 g Eiweiß 0 g Laktose
9 g Fett

Zutaten für 2 Portionen

2 getrocknete Tomaten
1 Biozitrone
Salz
Zucker
2 Biolimetten
2 Hähnchenfilets (ca. 300 g)
Pfeffer
1 EL Rapsöl
50 ml Ahornsirup

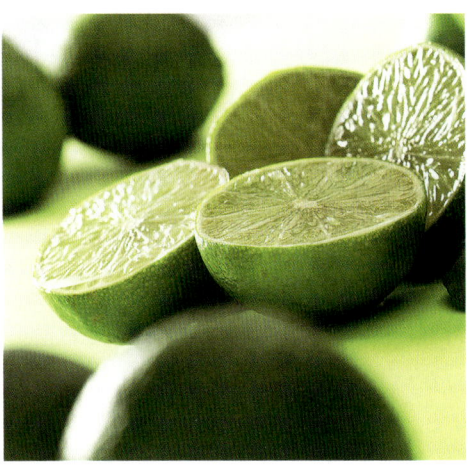

Zubereitung

1 Die Tomaten in feine Würfel schneiden. Die Zitrone heiß abwaschen, trocken reiben und mit einem Sparschäler dünn abschälen. Die Schale fein hacken und im Mörser mit je ½ TL Salz und Zucker fein zerkleinern. Die Tomatenwürfel unterrühren.

2 Die geschälte Zitrone in Scheiben schneiden. Die Limetten ebenfalls heiß abwaschen, trocken reiben und die Schale fein abreiben. Die Früchte auspressen.

3 Das Fleisch waschen, trocken tupfen und mit Salz und Pfeffer würzen.

4 Den Backofen auf 175 °C (Ober- und Unterhitze, Umluft 155 °C) vorheizen.

5 Das Öl in einer Pfanne erhitzen, das Fleisch darin von jeder Seite 3–4 Minuten anbraten, herausnehmen und in eine ofenfeste Form legen.

6 Den Bratensatz mit Limettensaft ablöschen. Limettenschale und Ahornsirup einrühren und aufkochen lassen. Über das Fleisch gießen, mit Zitronenscheiben belegen und mit vorbereiteter Tomaten-Zitronen-Gewürzmischung bestreuen. Im heißen Ofen ca. 20 Minuten braten.

TIPPS UND TRICKS

Zum Huhn passt am besten Reis.

Rinderragout
braucht etwas mehr Zeit

Zubereitungszeit: 20 Minuten
Garzeit: ca. 2 Stunden, 10 Minuten

Eine Portion enthält:
369 kcal/1542 kJ   12 g Kohlenhydrate
37 g Eiweiß   0 g Laktose
19 g Fett

Zutaten für 2 Portionen

300 g Rindfleisch aus der Keule
2 Tomaten
1 EL Rapsöl
Salz
Pfeffer
½ EL Mehl
1 EL Tomatenmark
150 ml Rindfleischfond, Glas
1 große Karotte (ca. 200 g)

Zubereitung

1 Das Fleisch waschen, trocken reiben und in mundgerechte Würfel schneiden. Die Tomaten waschen, trocken reiben, den Stielansatz entfernen und die Tomaten würfeln.

2 Das Öl in einem Topf erhitzen und die Fleischstücke darin bei starker Hitze kräftig anbraten, mit Salz und Pfeffer würzen.

3 Die Tomatenwürfel zum Fleisch geben und kurz mitschmoren. Mit Mehl bestäuben und kurz anschwitzen. Das Tomatenmark einrühren und ebenfalls anschwitzen, den Rinderfond und 150 ml Wasser zugießen und unter Rühren aufkochen lassen. Zugedeckt ca. 2 Stunden schmoren lassen, bis das Fleisch weich ist.

4 Die Karotte waschen, schälen und in kleine Würfel schneiden. Nach 1 Stunde Garzeit zum Ragout geben. Am Ende der Garzeit nochmals mit Salz und Pfeffer abschmecken.

TIPPS UND TRICKS

Dazu passen Reis oder Salzkartoffeln.

Überbackenes Schweinefilet mit Cocktailtomaten
auch für Gäste

Zubereitungszeit: 25 Minuten
Garzeit: ca. 25 Minuten

Eine Portion enthält:
279 kcal/1166 kJ	13 g Kohlenhydrate
25 g Eiweiß	0 g Laktose
14 g Fett	

Zutaten für 2 Portionen
- 200 ml Gemüsebrühe
- 1 EL Tomatenmark
- 2 TL gehackte Petersilie
- 1 EL Olivenöl
- 2 EL Grieß
- Salz
- Pfeffer
- 2 Schweinemedaillons (à 100 g)
- 100 g Cocktailtomaten

TIPPS UND TRICKS
Dazu passen Reis oder Nudeln.

Zubereitung

1 150 ml Gemüsebrühe in einem Topf aufkochen, Tomatenmark, Petersilie, die Hälfte des Öls und Grieß zugeben und alles ca. 5 Minuten köcheln lassen. Mit Pfeffer würzen.

2 Die Schweinemedaillons waschen, trocken reiben und mit Pfeffer würzen. Das restliche Öl in einem Bräter erhitzen, das Fleisch darin von allen Seiten scharf anbraten, mit Salz würzen und herausnehmen.

3 Den Backofen auf 220 °C (Ober- und Unterhitze, Umluft nicht empfehlenswert!) vorheizen.

4 Die Grießmasse mit angefeuchteten Händen auf den Medaillons verteilen und leicht andrücken. Die Fleischstücke wieder in den Bräter setzen.

5 Die Tomaten waschen, die Stielansätze entfernen, zum Fleisch in den Bräter geben, mit Salz und Pfeffer würzen. Die restliche Brühe erhitzen und in den Bräter gießen. Die Schweinemedaillons im vorgeheizten Ofen 15 Minuten goldbraun überbacken.

Mittagessen

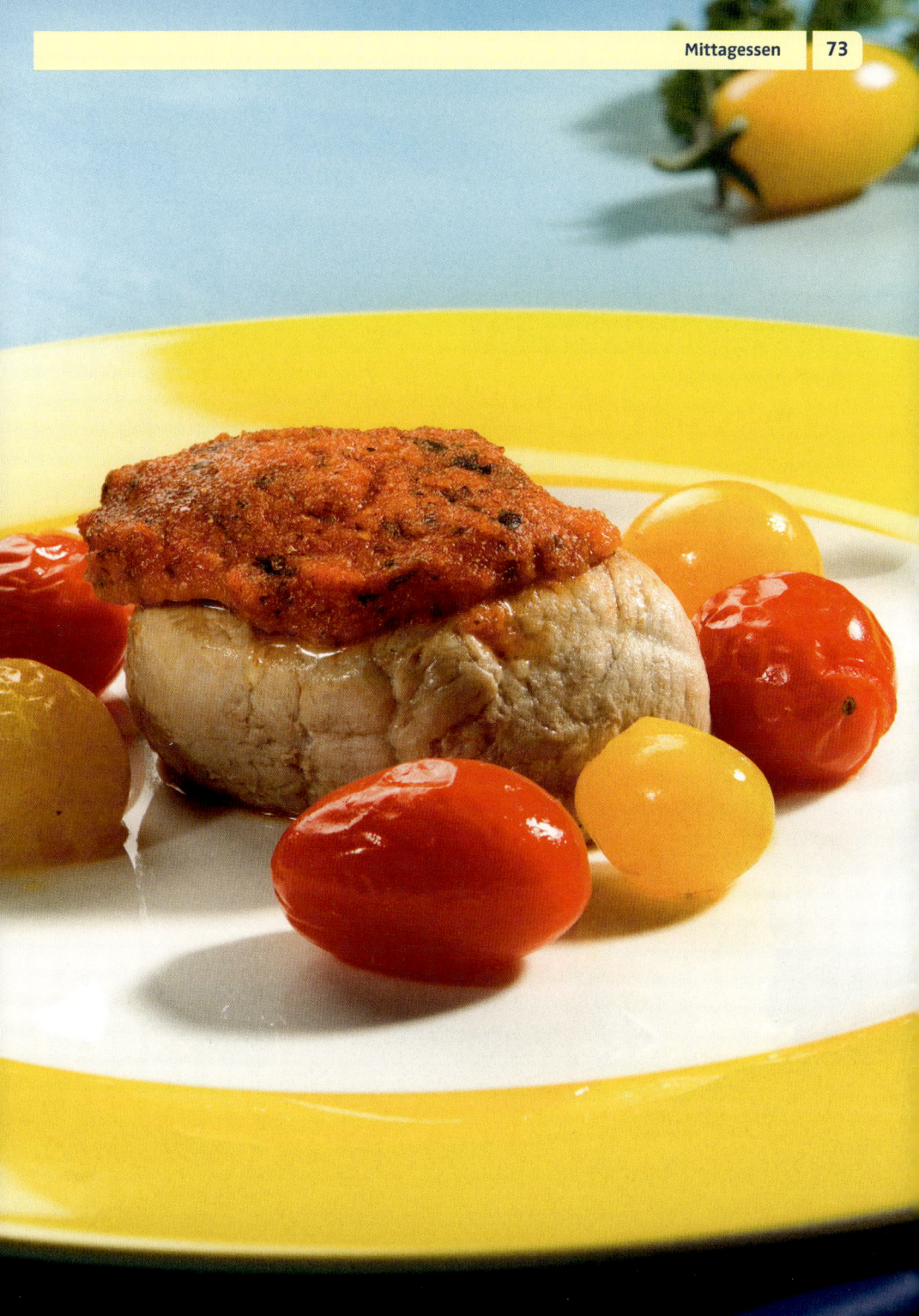

Hackfleischpfanne „Chinese Style"
asiatisch

Zubereitungszeit: 20 Minuten
Garzeit: ca. 15 Minuten

Eine Portion enthält:
550 kcal/2299 kJ   48 g Kohlenhydrate
35 g Eiweiß   0 g Laktose
23 g Fett

Zutaten für 2 Portionen

100 g Basmatireis	
Salz	
1 Zitrone	
1 Karotte (ca. 200 g)	
1 Handvoll Sprossen, z. B. Bambussprossen (ca. 60 g)	
1 EL Rapsöl	
200 g gemischtes Hackfleisch	
Pfeffer	
4 EL Sojasoße	
½ Bund Koriander	

Zubereitung

1 Den Reis in kochendem Salzwasser nach Packungsanleitung garen. Die Zitrone auspressen.

2 Die Karotte und Sprossen waschen und trocknen. Die Karotte schälen und in schmale Streifen schneiden.

3 Das Öl in einer Pfanne erhitzen und das Hackfleisch darin krümelig braten. Die Karottenstreifen dazugeben, mitbraten und mit Salz, Pfeffer, Sojasoße und Zitronensaft würzen.

4 Den Koriander waschen, trocken schütteln, die Blättchen hacken. Die Sprossen unter die Hackmasse rühren, einige Minuten köcheln lassen, mit Koriander bestreuen und mit dem gegarten Reis servieren.

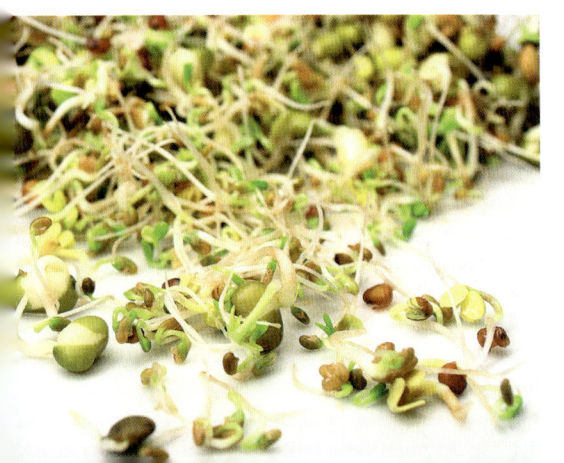

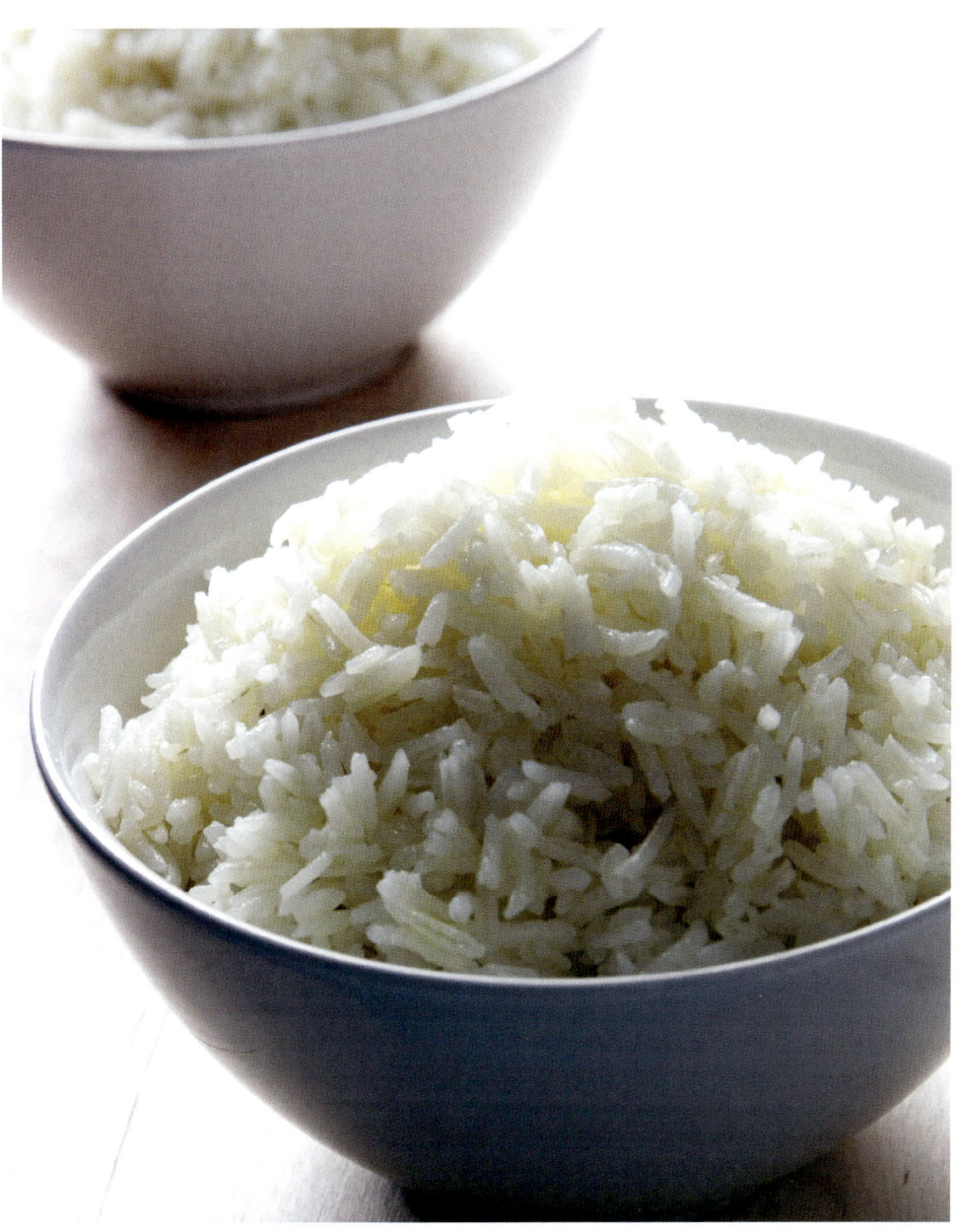

Ofenlachs auf Kartoffel-Karotten-Gemüse
gelingt leicht

Zubereitungszeit: 20 Minuten
Garzeit: ca. 25–30 Minuten

Eine Portion enthält:
533 kcal/2228 kJ   29 g Kohlenhydrate
34 g Eiweiß   0 g Laktose
31 g Fett

Zutaten für 2 Portionen

½ Zitrone

2 Lachsfilets (à 150 g)

Salz

4 TL Olivenöl

4 mittelgroße Kartoffeln (ca. 320 g)

1 große Karotte (ca. 200 g)

2 Rosmarinzweige

Zubereitung

1 Den Backofen auf 225 °C (Ober- und Unterhitze, Umluft 200 °C) vorheizen.

2 Die Zitrone auspressen. Den Lachs waschen, trocken tupfen und mit Zitronensaft beträufeln. Mit Salz würzen.

3 Eine feuerfeste Auflaufform mit etwas Öl einpinseln und die Lachsfilets hineinsetzen.

4 Die Kartoffeln und Karotte waschen, schälen und in grobe Stücke schneiden. Den Rosmarin waschen, trocken schütteln, die Blättchen fein hacken.

5 Die Gemüsewürfel zum Lachs geben, den Rosmarin darüber streuen und das restliche Öl darüber träufeln. Kräftig mit Salz und Pfeffer würzen und im Ofen 25–30 Minuten garen.

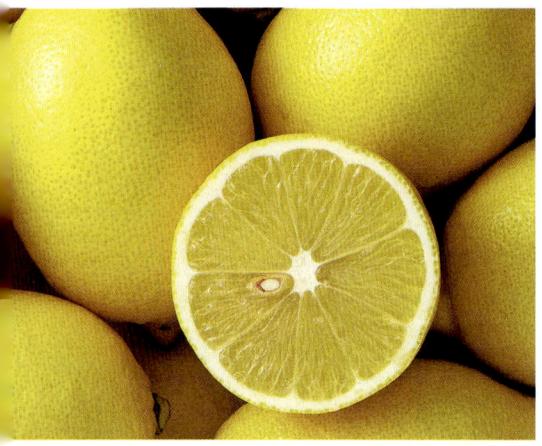

Mittagessen 77

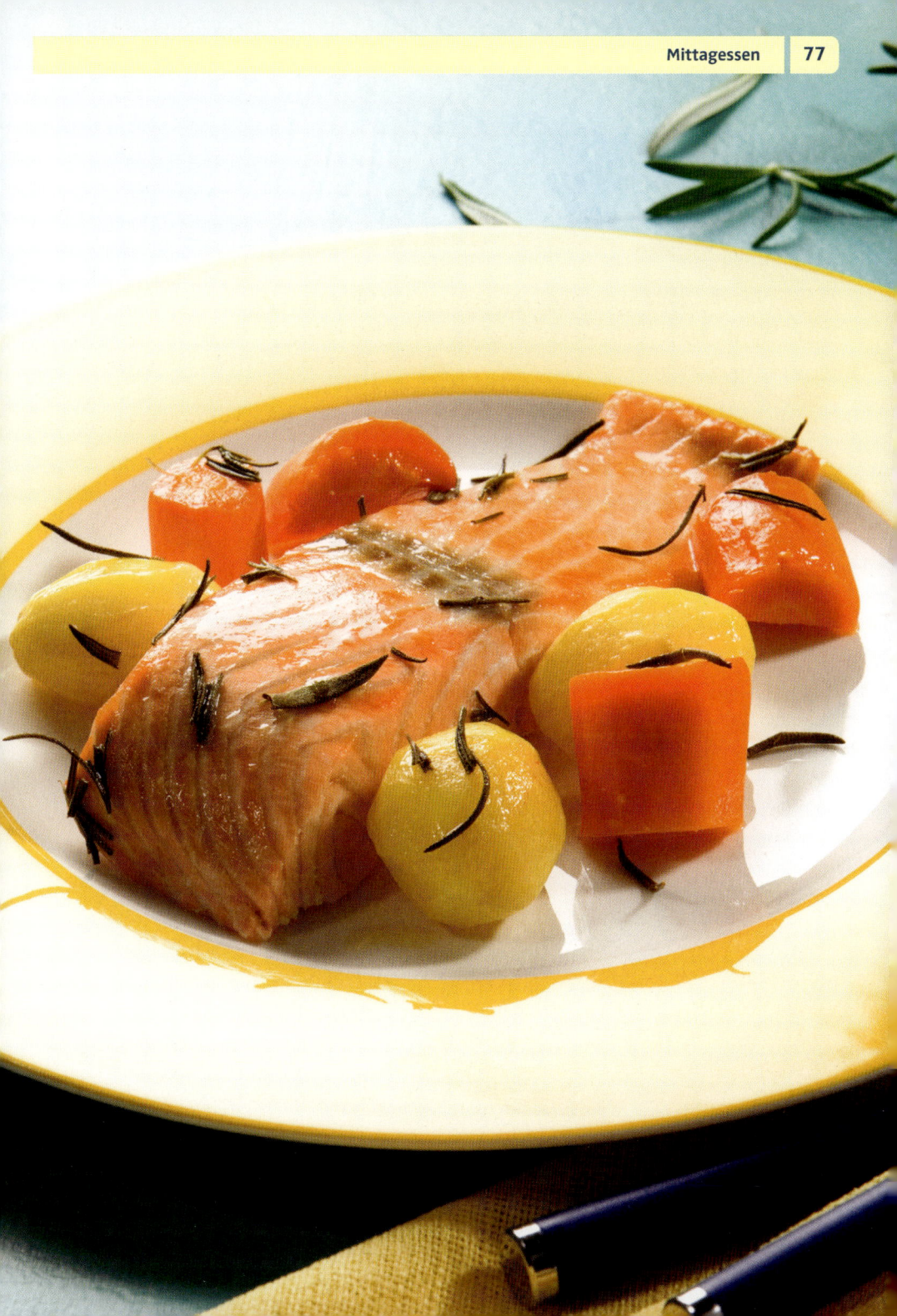

Scholle mit Cocktailtomaten
geht schnell

Zubereitungszeit: 20 Minuten
Garzeit: ca. 10 Minuten

Eine Portion enthält:
232 kcal/970 kJ	4 g Kohlenhydrate
33 g Eiweiß	0 g Laktose
9 g Fett	

Zutaten für 2 Portionen
- 4 Schollenfilets ohne Haut (ca. 300 g)
- 1 Biozitrone
- Salz
- 300 g Cocktailtomaten
- 3 Basilikumstängel
- 1 EL Olivenöl
- Pfeffer

TIPPS UND TRICKS
Dazu passen Reis oder Salzkartoffeln.

Zubereitung

1 Die Schollenfilets waschen und trocken tupfen. Die Zitrone heiß abwaschen, trocknen, halbieren und eine Hälfte in Spalten schneiden. Die andere Hälfte auspressen. Die Schollenfilets mit Zitronensaft beträufeln und mit Salz würzen.

2 Die Tomaten waschen, trocken reiben und halbieren, den Stielansatz herausschneiden. Das Basilikum waschen, trocken schütteln, die Blätter von den Stielen zupfen und in schmale Streifen schneiden.

3 Die Hälfte des Öls in einer beschichteten Pfanne erhitzen und die Fischfilets darin von jeder Seite 2–3 Minuten braten. Die Zitronenspalten die letzten 2 Minuten mitbraten.

4 Das restliche Öl in einem Topf erhitzen, die Tomaten hinzugeben und unter Rühren anbraten, mit Salz, Pfeffer und Basilikumstreifen würzen. Zusammen mit den Schollenfilets servieren.

Seelachs mit Senf-Honig-Kruste
knusprige Kruste

Zubereitungszeit: 15 Minuten
Garzeit: ca. 20 Minuten

Eine Portion enthält:
274 kcal/1145 kJ   12 g Kohlenhydrate
35 g Eiweiß   0 g Laktose
10 g Fett

Zutaten für 2 Portionen
- 2 Seelachsfilets (à 150 g)
- 1 TL Zitronensaft
- Salz
- 3 Dillstängel
- 1 Scheibe Vollkorntoastbrot
- 1 EL Rapsöl und etwas Öl zum Ausfetten der Form
- Pfeffer
- 2 TL Senf
- 2 TL Honig

Zubereitung
1 Die Fischfilets waschen, trocken tupfen, mit Zitronensaft beträufeln und mit Salz würzen.

2 Den Backofen auf 200 °C (Ober- und Unterhitze, Umluft 180 °C) vorheizen.

3 Den Dill waschen, trocken schütteln und die Blättchen fein hacken.

4 Das Toastbrot zwischen den Händen fein zerbröseln und mit Öl, Dill, Senf und Honig zu einer streichfähigen Masse verrühren. Mit Salz und Pfeffer würzen und auf die vorbereiteten Fischfilets streichen.

5 Eine feuerfeste Form ausfetten, die Fischfilets hineinlegen und im Ofen ca. 20 Minuten knusprig überbacken.

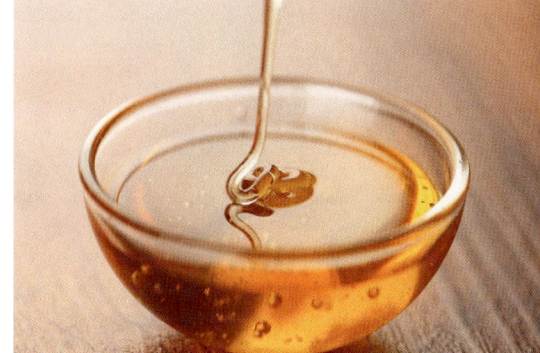

TIPPS UND TRICKS
Zu Fisch passt am besten Reis.

Zitronenspaghetti
geht schnell

Zubereitungszeit: 10 Minuten
Garzeit: ca. 10–12 Minuten

Eine Portion enthält:
499 kcal/2086 kJ   76 g Kohlenhydrate
14 g Eiweiß   0 g Laktose
16 g Fett

Zutaten für 2 Portionen
- ½ Biozitrone
- ½ Bund Petersilie
- 200 g Spaghetti
- Salz
- Pfeffer
- Zucker
- 2 EL Olivenöl

Zubereitung

1 Die Zitrone heiß abwaschen, trocknen, die Schale abreiben und die Zitrone auspressen. Die Petersilie waschen, trocken schütteln, die Blättchen grob hacken.

2 Die Spaghetti in reichlich Salzwasser nach Packungsanleitung bissfest garen. Vor dem Abgießen der Spaghetti etwas Nudelwasser abnehmen und beiseitestellen.

3 Das Öl in einer Pfanne leicht erhitzen, die Zitronenschale darin andünsten, den Zitronensaft zugießen und aufkochen lassen. Mit Pfeffer, Salz und einer Prise Zucker würzen. 2–3 EL Nudelwasser zum Zitronenöl geben.

4 Die abgetropften Nudeln in die Pfanne zum Zitronenöl geben, gut durchrühren und erwärmen. Die Petersilie darüberstreuen und servieren.

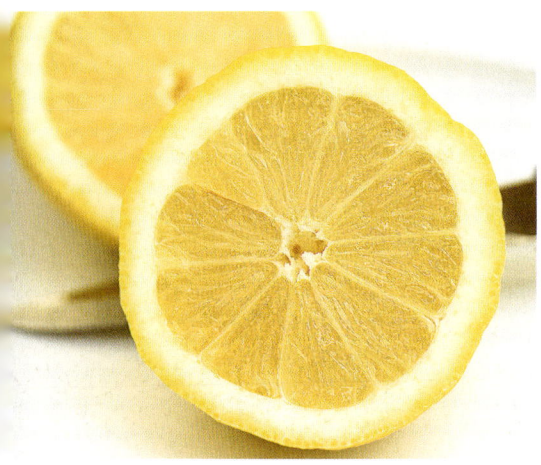

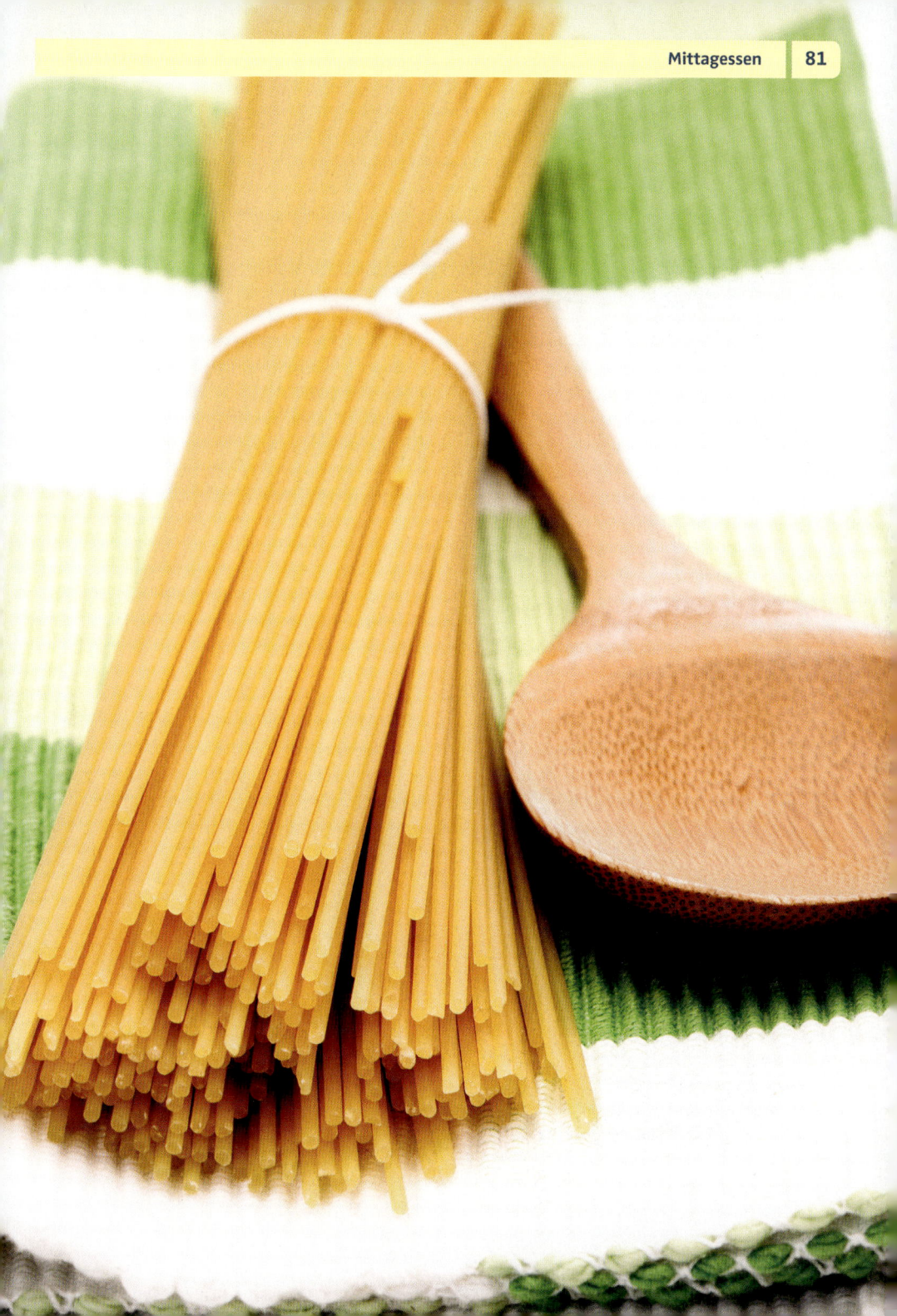

Rotes Risotto
mediterraner Genuss

Zubereitungszeit: 10 Minuten	
Garzeit: ca. 25 Minuten	
Eine Portion enthält:	
341 kcal/1425 kJ	53 g Kohlenhydrate
8 g Eiweiß	0 g Laktose
11 g Fett	

Zutaten für 2 Portionen
1 Tasse Risottoreis, Rundkornreis (ca. 125 g)

250 ml Gemüsebrühe

1 EL Tomatenmark

1 EL Olivenöl

Salz

Pfeffer

Zubereitung
1 Den Reis unter kaltem, fließendem Wasser waschen und abtropfen lassen.

2 Die Gemüsebrühe erhitzen und das Tomatenmark darin verrühren.

3 Das Öl in einem Topf erhitzen, den Reis darin andünsten. Unter Rühren nach und nach mit der heißen Brühe aufgießen, bis das Risotto schön cremig ist. Nach ca. 20 Minuten mit Salz und Pfeffer würzen.

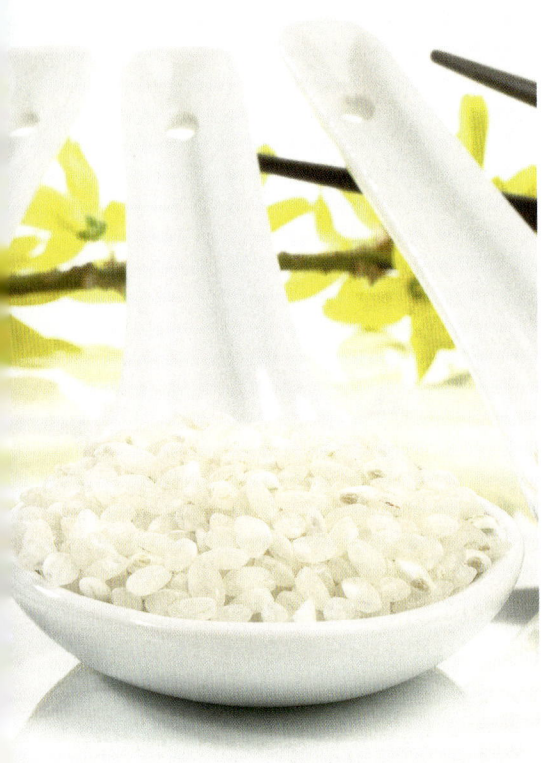

Knusperkartoffeln
würzig

Zubereitungszeit: 15 Minuten
Garzeit: ca. 55 Minuten

Eine Portion enthält:
211 kcal/882 kJ	29 g Kohlenhydrate
4 g Eiweiß	0 g Laktose
8 g Fett	

Zutaten für 2 Portionen
- 4 Kartoffeln, festkochend (500 g)
- Salz
- 1 EL Korianderkörner
- ¼ TL Pfeffer
- ¼ TL Zimt

Zubereitung

1 Die Kartoffeln waschen, schälen und in mundgerechte Stücke schneiden. In kochendem Salzwasser 8–10 Minuten garen, dann abgießen.

2 Den Backofen auf 200 °C (Ober- und Unterhitze, Umluft 180 °C) vorheizen.

3 Die Kartoffeln in eine feuerfeste Form geben.

4 Die Korianderkörner in einem Mörser leicht zerstoßen, Pfeffer, Zimt und etwas Salz dazugeben und die Gewürzmischung über die Kartoffeln streuen. Mit etwas Öl beträufeln und im Ofen ca. 30–45 Minuten backen, dabei einmal wenden.

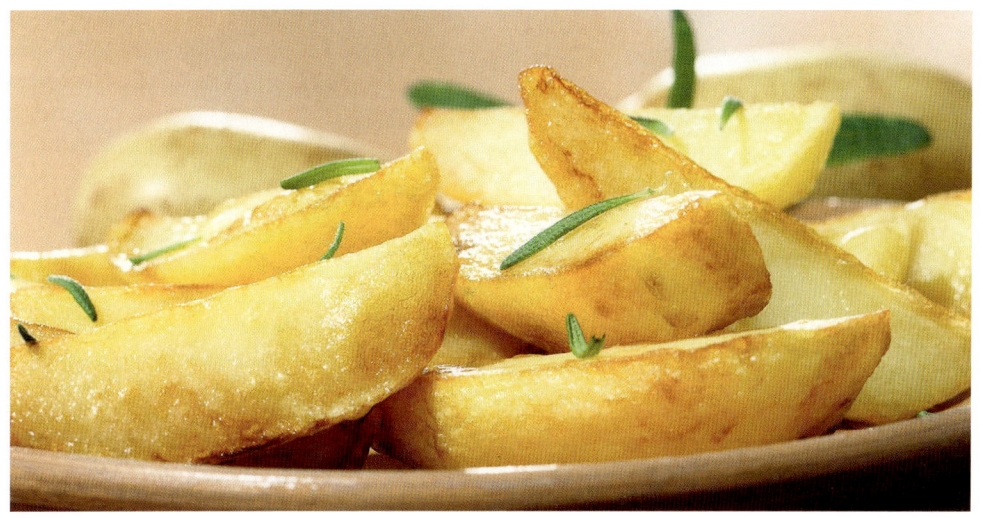

Fenchelgemüse mit Tomaten-Oliven-Soße
mediterran

Zubereitungszeit: 30 Minuten
Garzeit: ca. 35 Minuten

Eine Portion enthält:
178 kcal/744 kJ	17 g Kohlenhydrate
10 g Eiweiß	0 g Laktose
7 g Fett	

Zutaten für 2 Portionen

- 500 g Fenchel
- ½ TL Olivenöl zum Ausfetten der Form
- Salz
- Pfeffer
- 100 ml Tomatensaft
- 500 g Tomaten
- 1 TL Olivenöl
- 1 EL Tomatenmark
- 1 EL schwarze Oliven
- 2 Thymianzweige
- Zucker
- Balsamicoessig

Zubereitung

1 Den Fenchel putzen, waschen, trocken reiben, vierteln und den Strunk keilförmig herausschneiden. Den Backofen auf 180 °C (Ober- und Unterhitze, Umluft 160 °C) vorheizen.

2 Die Fenchelviertel in reichlich Salzwasser ca. 8 Minuten blanchieren, herausnehmen, abtropfen lassen und in eine feuerfeste, gefettete Auflaufform geben. Mit Salz und Pfeffer kräftig würzen. Den Tomatensaft angießen und im heißen Ofen 20 Minuten backen.

3 Die Tomaten waschen, trocken reiben, halbieren, den Stielansatz entfernen und die Tomaten in grobe Würfel schneiden. Das Öl in einer beschichteten Pfanne erhitzen und das Tomatenmark darin anschwitzen. Die Tomatenwürfel und Oliven dazugeben.

4 Den Thymian waschen, trocken schütteln und die Blättchen fein hacken. Die Tomaten-Oliven-Soße mit Salz, Pfeffer, Zucker, Essig und Thymian würzen und zum gebackenen Fenchel reichen.

Mittagessen | 85

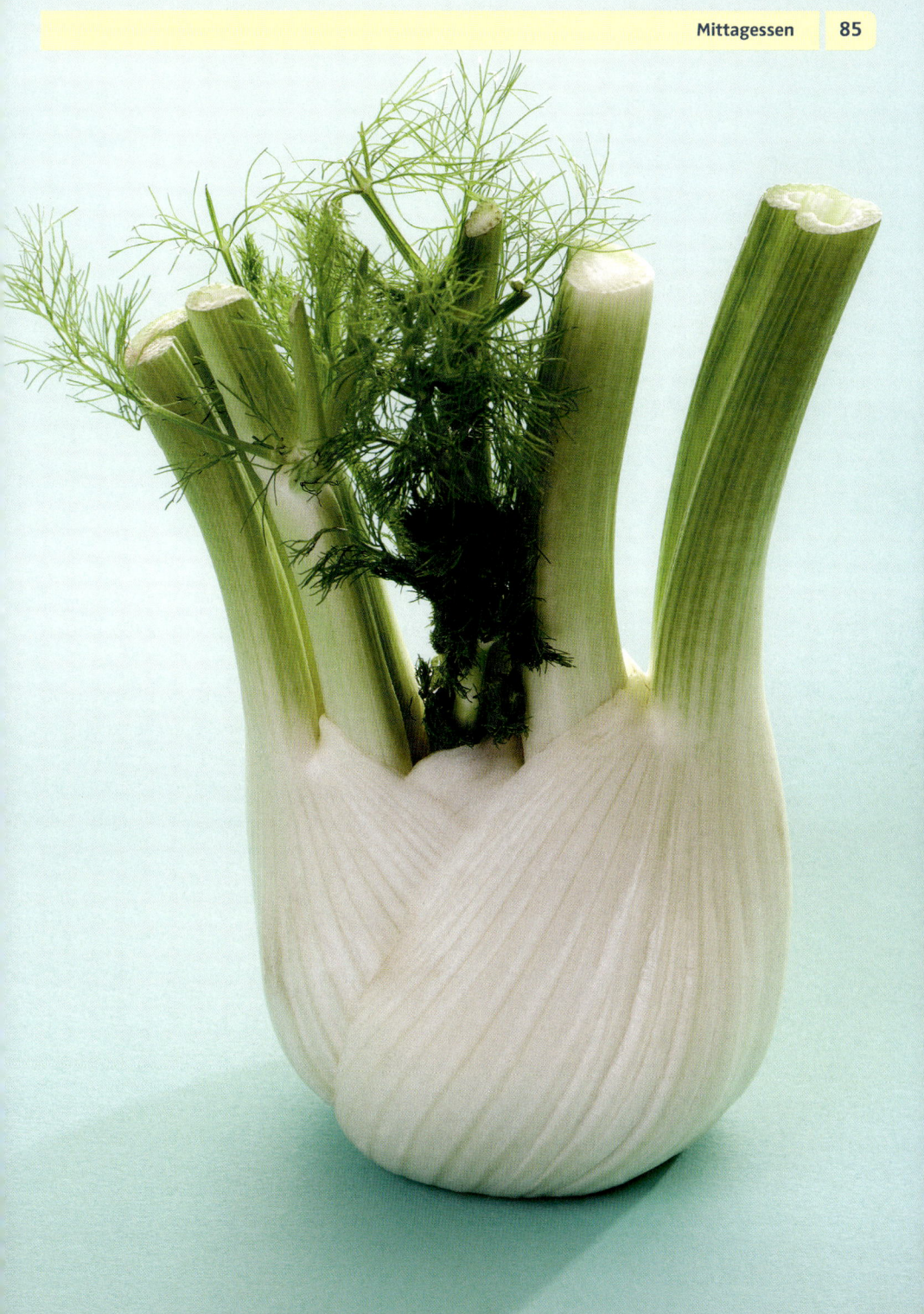

Kartoffel-Basilikum-Püree
gelingt leicht

Zubereitungszeit: 15 Minuten
Garzeit: ca. 20 Minuten

Eine Portion enthält:
188 kcal/784 kJ 24 g Kohlenhydrate
5 g Eiweiß 0 g Laktose
8 g Fett

Zutaten für 2 Portionen
4 mittelgroße Kartoffeln (ca. 320 g)
Salz
½ Bund Basilikum
100 ml Sojamilch
1 EL Diätmargarine, milcheiweißfrei
Pfeffer
Muskatnuss

Zubereitung

1 Die Kartoffeln waschen, schälen, in grobe Stücke schneiden und in etwas Salzwasser ca. 20 Minuten garen. Das Basilikum waschen, trocken schütteln, die Blättchen abzupfen und in feine Streifen schneiden.

2 Die Kartoffeln abgießen und durch eine Kartoffelpresse in eine Schüssel drücken.

3 Die Sojamilch etwas erwärmen, die Margarine zu den Kartoffeln geben, nach und nach die Sojamilch hinzugießen und alles mit dem Handrührgerät oder einer Gabel zu einem cremigen Brei verrühren. Mit Salz, Pfeffer und Muskatnuss würzen.

4 Die Basilikumstreifen unter den Kartoffelbrei heben.

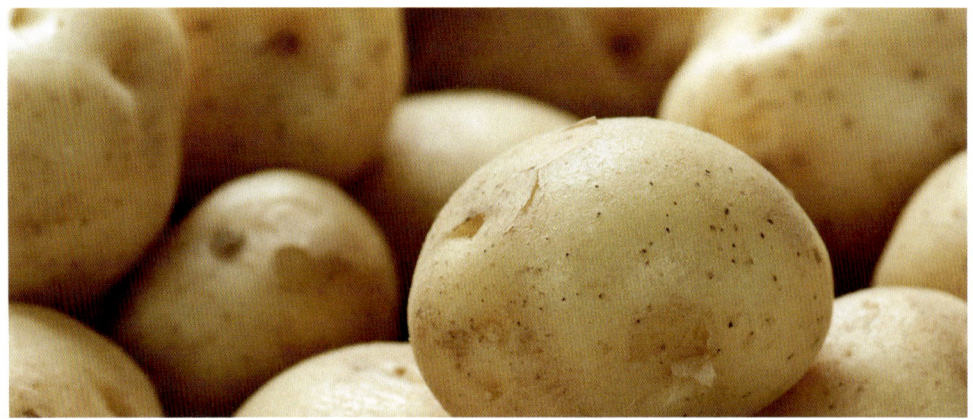

Mangold mit getrockneten Tomaten

Zubereitungszeit: 10 Minuten
Garzeit: ca. 5 Minuten

Eine Portion enthält:
126 kcal/527 kJ   6 g Kohlenhydrate
6 g Eiweiß   0 g Laktose
9 g Fett

Zutaten für 2 Portionen

4 getrocknete Tomaten in Öl

1 kleine Staude Mangold (ca. 600 g)

1 EL Rapsöl

Salz

Pfeffer

1 TL Honig

1–2 EL Zitronensaft

Zubereitung

1 Die getrockneten Tomaten abtropfen lassen und in schmale Streifen schneiden.

2 Den Mangold putzen, waschen, abtropfen lassen und in ca. 2 cm breite Streifen schneiden.

3 Das Öl in einer Pfanne erhitzen und die Mangoldstreifen darin anbraten.

4 Die Tomatenstreifen zugeben und kurz mitbraten. Mit Salz, Pfeffer, Honig und Zitronensaft würzen.

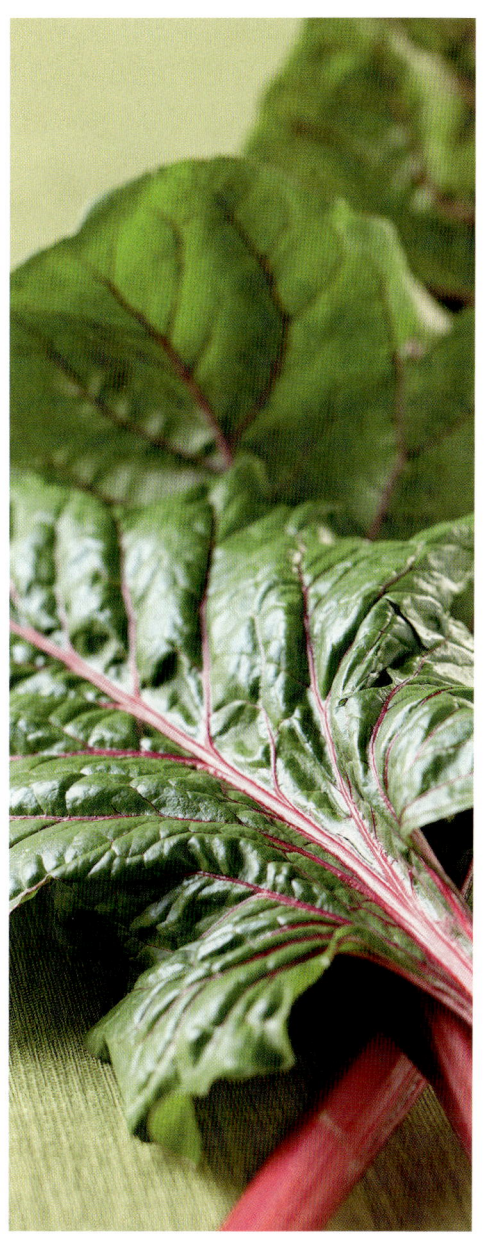

Frühlingsgemüse mit Kräutersoße
vitaminreich

Zubereitungszeit: 20 Minuten
Garzeit: ca. 15 Minuten

Eine Portion enthält:
154 kcal/644 kJ	13 g Kohlenhydrate
6 g Eiweiß	0 g Laktose
9 g Fett	

Zutaten für 2 Portionen
- 1 mittelgroße Karotte (ca. 150 g)
- 250 g grüner Spargel
- 100 g Brokkoli
- 150 ml Gemüsebrühe
- 1 EL Rapsöl
- 1 EL Mehl
- Salz
- Pfeffer
- 1 EL gehackte Kräuter (z. B. Petersilie und Kerbel)

Zubereitung

1 Die Karotte putzen, schälen und in schmale Stifte schneiden. Den Spargel waschen, die Enden abschneiden, das untere Drittel schälen und die Spargelstangen in ca. 3 cm lange Stücke schneiden. Den Brokkoli putzen, waschen und in kleine Röschen zerteilen.

2 Die Gemüsebrühe in einem Topf zum Kochen bringen und die Karotten- und Spargelstücke darin ca. 10 Minuten bissfest garen. In den letzten 2–3 Minuten die Brokkoliröschen dazugeben. Das Gemüse abgießen, den Gemüsesud dabei auffangen und zur Seite stellen. Das Gemüse warm halten.

3 Das Öl in einem Topf erhitzen, das Mehl darüberstäuben und etwas Gemüsesud angießen. Mit einem Schneebesen kräftig rühren und nach und nach den restlichen Sud zugießen. Die Soße aufkochen lassen, mit Salz, Pfeffer und Kräutern abschmecken und über das Gemüse gießen.

Mittagessen | 89

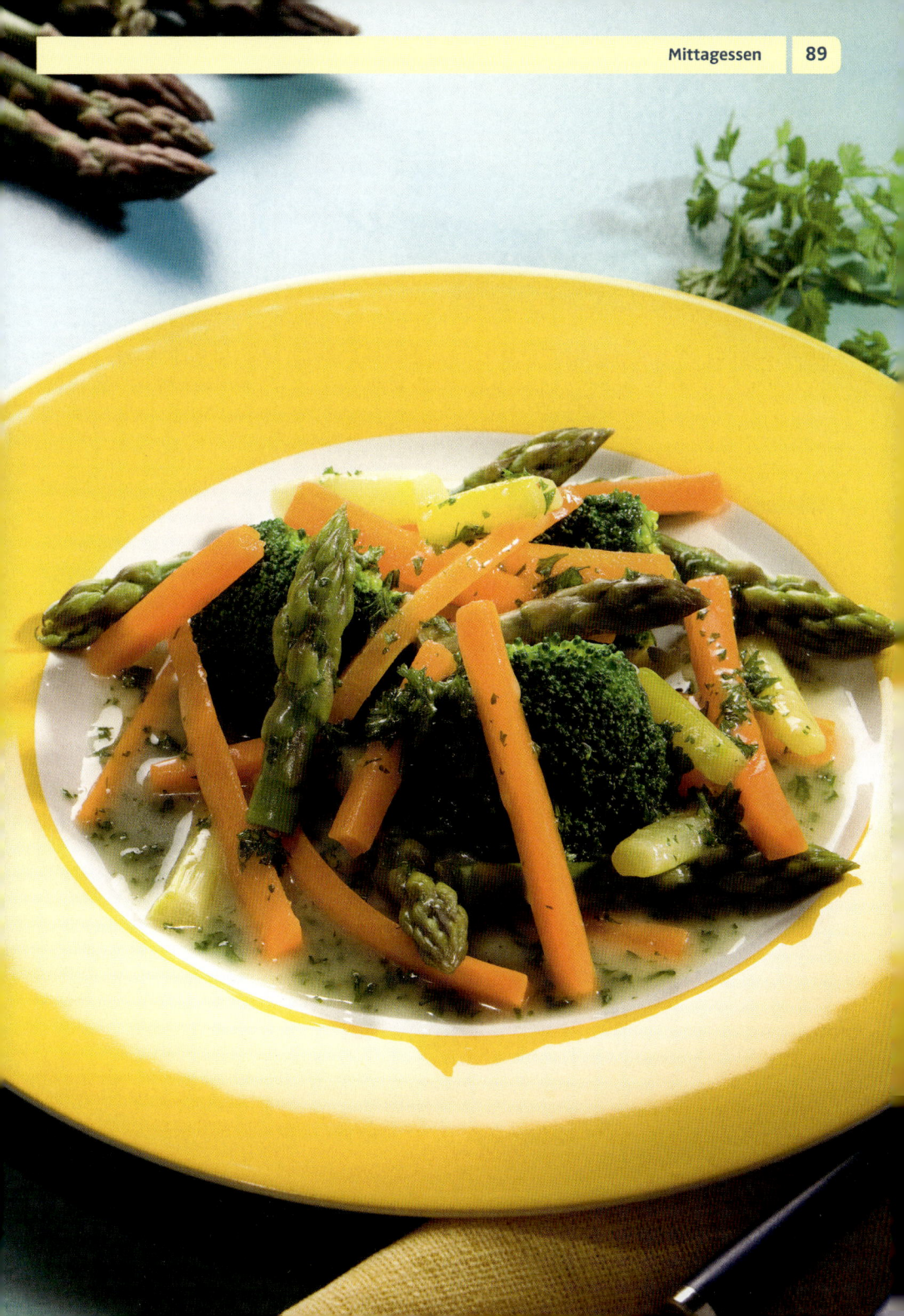

Gebackener Kürbis
braucht etwas mehr Zeit

Zubereitungszeit: 15 Minuten
Garzeit: ca. 45-50 Minuten

Eine Portion enthält:
208 kcal/869 kJ	14 g Kohlenhydrate
2 g Eiweiß	0 g Laktose
16 g Fett	

Zutaten für 2 Portionen
- 1 Butterkürbis (ca. 700 g)
- 2 EL Olivenöl
- 2 Rosmarinstängel
- Salz
- Pfeffer

Zubereitung

1 Den Backofen auf 200 °C (Ober- und Unterhitze, Umluft 180 °C) vorheizen.

2 Den Kürbis waschen, trocken reiben, halbieren und die Kerne mit einem Löffel entfernen. Die Kürbishälften in große Stücke schneiden und mit der Schale nach unten in ein tiefes, mit 1 El Öl gefettetes, Blech setzen.

3 Den Rosmarin waschen, trocken schütteln und die Blättchen hacken. Rosmarin über die Kürbisstücke streuen, mit Salz und Pfeffer würzen und mit dem restlichen Öl beträufeln. Im Ofen ca. 45–50 Minuten backen, bis das Kürbisfleisch weich geworden ist.

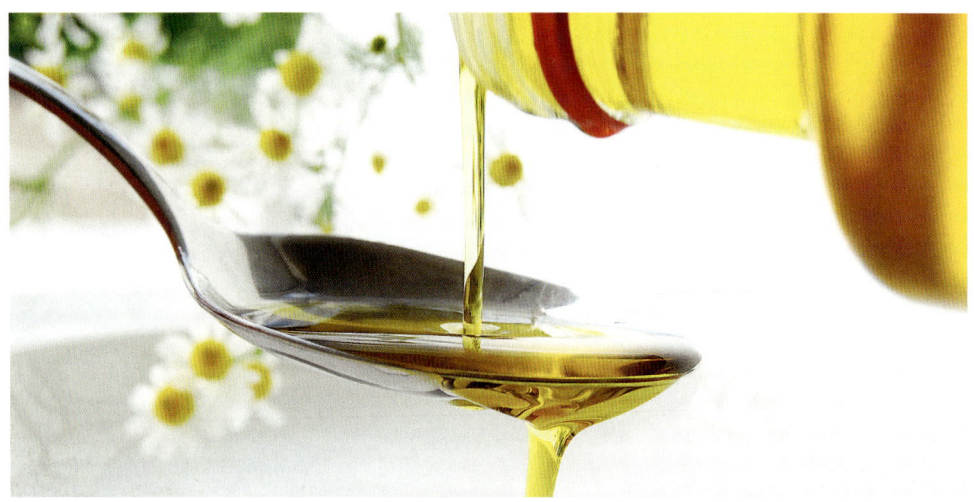

Mittagessen 91

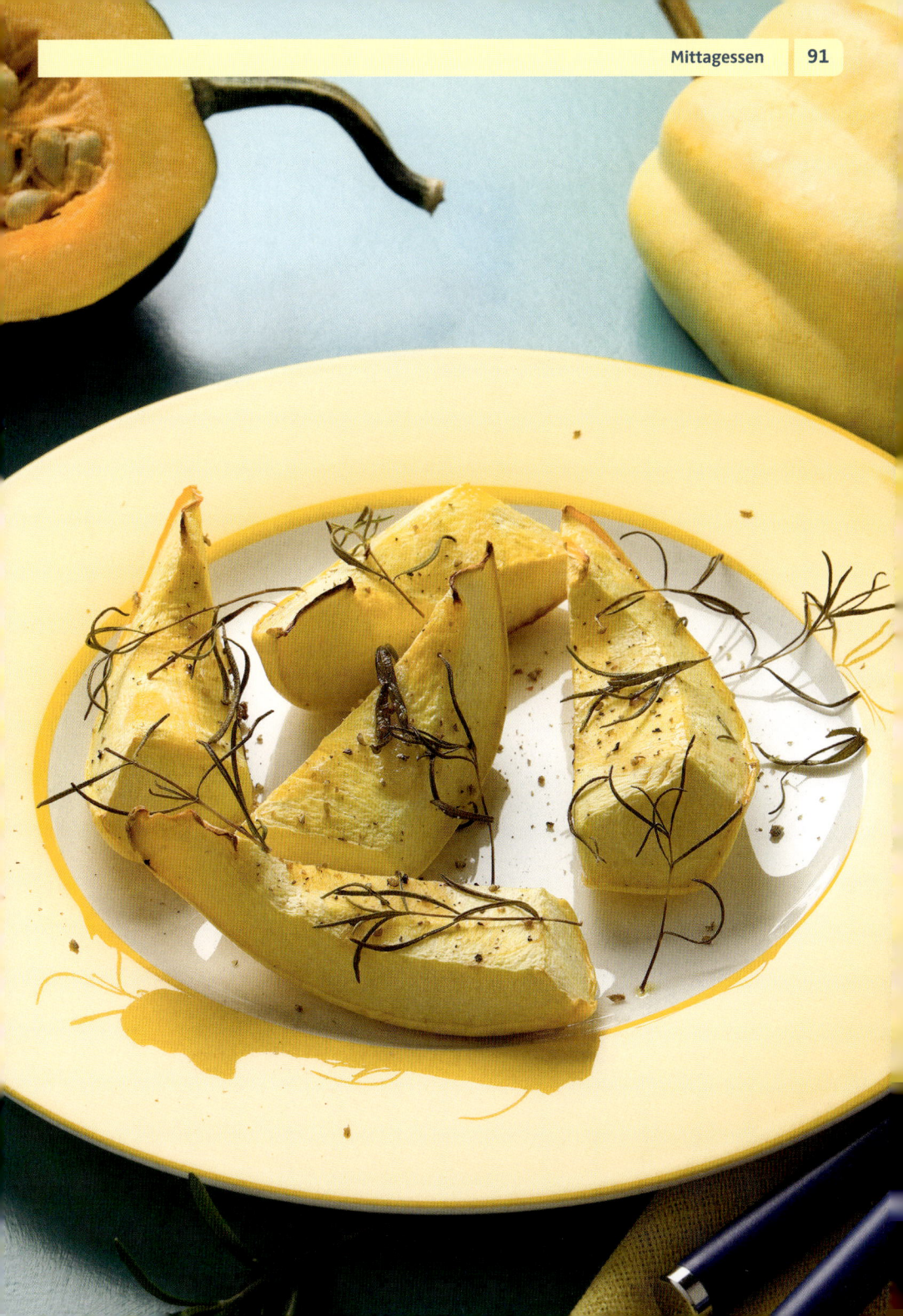

ABENDESSEN

Bruschetta mit Thunfisch
gelingt leicht

Zubereitungszeit: 15 Minuten
Garzeit: ca. 10 Minuten

Eine Portion enthält:
319 kcal/1333 kJ	43 g Kohlenhydrate
12 g Eiweiß	0 g Laktose
19 g Fett	

Zutaten für 2 Portionen

1 Stück Baguette (ca. 160 g)
2 Tomaten
1 EL gehacktes Basilikum
1 EL Olivenöl
1 EL Balsamicoessig
Salz
Pfeffer
60 g Thunfisch aus der Dose

Zubereitung

1 Den Backofen auf 200 °C (Ober- und Unterhitze, Umluft 180 °C) vorheizen. Das Baguette in schmale Scheiben schneiden und im Ofen ca. 5–10 Minuten knusprig aufbacken.

2 Die Tomaten waschen, halbieren, den Stielansatz entfernen und die Tomaten in kleine Würfel schneiden. Die Tomaten mit Basilikum, Öl, Essig, Salz und Pfeffer vermischen.

3 Den Thunfisch abtropfen lassen und in mundgerechte Stücke zerpflücken. Vorsichtig unter die Tomatenmasse mischen.

4 Die Tomaten-Fisch-Masse auf den Baguettescheiben verteilen und sofort servieren.

Abendessen 93

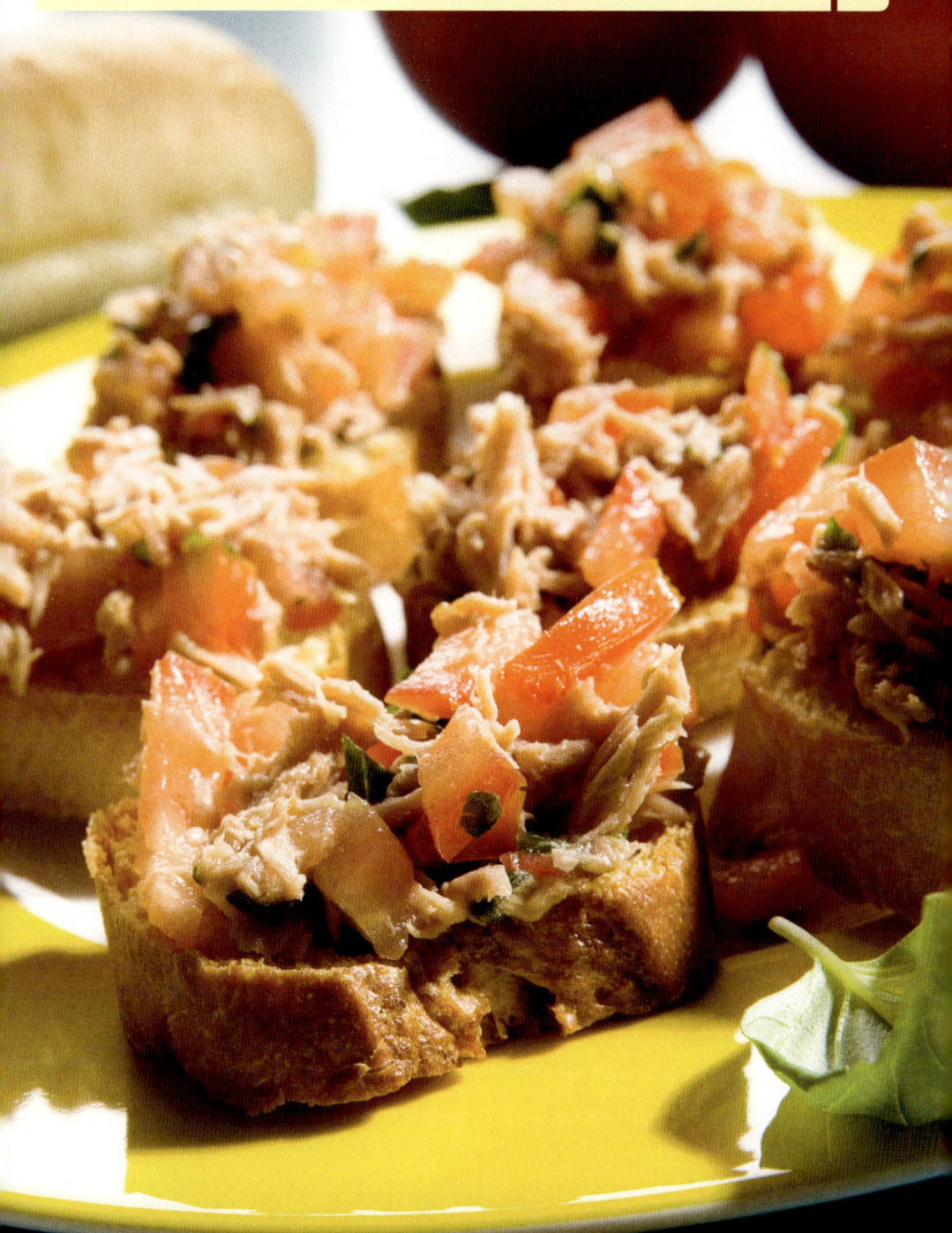

Schinkenbrot mit Apfel
preiswert

Zubereitungszeit: 15 Minuten	
Eine Portion enthält:	
383 kcal/1600 kJ	44 g Kohlenhydrate
21 g Eiweiß	0 g Laktose
12 g Fett	

Zutaten für 2 Portionen

- 2 TL Diätmargarine, milchzuckerfrei
- 1 TL Meerrettich aus der Tube
- 4 dünne Scheiben Vollkornbrot
- 2 TL Kresse
- 4 Scheiben gekochter Schinken
- 2 Äpfel
- 2 TL Zitronensaft

Zubereitung

1 Die Diätmargarine mit dem Meerrettich verrühren und die Vollkornbrote damit bestreichen.

2 Die Kresse waschen, trocken schütteln. Auf jede Brotscheiben eine Scheibe Schinken legen.

3 Die Äpfel waschen, trocken reiben, halbieren, das Kerngehäuse und den Strunk herausschneiden und die Apfelhälften in schmale Spalten schneiden. Sofort mit dem Zitronensaft beträufeln und auf den Broten verteilen. Mit Kresse bestreuen.

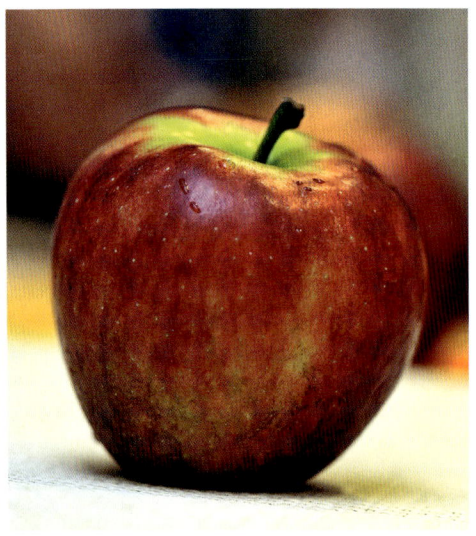

> **TIPPS UND TRICKS**
>
> Wenn Sie Vollkornbrot nicht vertragen, tauschen Sie die Brotsorte einfach gegen ein Mischbrot .

Rühreibrot mit Avocado und Krabben
gelingt leicht

Zubereitungszeit: 15 Minuten
Garzeit: ca. 5 Minuten

Eine Portion enthält:
445 kcal/1860 kJ   23 g Kohlenhydrate
23 g Eiweiß   0 g Laktose
29 g Fett

Zutaten für 2 Portionen
- 2 Eier
- 2 EL Mineralwasser
- Salz
- Pfeffer
- 1 EL gehackter Dill
- 1 EL Rapsöl
- ½ reife Avocado
- 1 EL Zitronensaft
- 100 g gekochte Krabben
- 2 dicke Scheiben Sonnenblumenvollkornbrot

Zubereitung

1 Die Eier mit Mineralwasser verquirlen und mit Salz, Pfeffer und Dill würzen.

2 Das Öl in einer beschichteten Pfanne erhitzen und die Eimasse darin stocken lassen, mit einem Pfannenwender zusammenschieben und, sobald die gesamte Masse gestockt ist, vom Herd nehmen.

3 Die Avocado schälen und das Fruchtfleisch in Würfel schneiden, sofort mit Zitronensaft beträufeln und mit den Krabben vermischen.

4 Die Brotscheiben mit Rührei und Avocado-Krabben-Mischung belegen und sofort servieren.

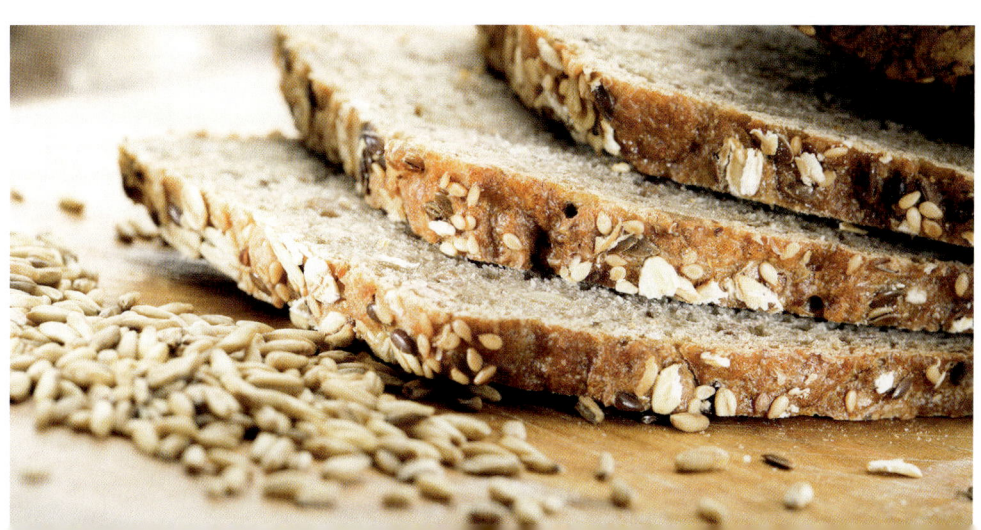

Kräutercreme
geht schnell

Zubereitungszeit: 10 Minuten	
Eine Portion enthält:	
165 kcal/690 kJ	0 g Kohlenhydrate
0 g Eiweiß	0 g Laktose
18 g Fett	

Zutaten für 2 Portionen
- 3 EL Diätmargarine, milchzuckerfrei
- 1 Petersilienstängel
- 1 Dillstängel
- 4 Rucolablätter
- Salz
- Pfeffer
- Currypulver
- Paprikapulver

Zubereitung
1 Die Margarine in eine kleine Schüssel geben. Die Kräuter und den Rucola waschen, trocken schütteln, die Stiele entfernen und die Blättchen fein hacken.

2 Die Margarine mit den Kräutern verrühren und mit den Gewürzen kräftig abschmecken.

TIPPS UND TRICKS

Schmeckt als Brotaufstrich oder Dip mit Gemüse.

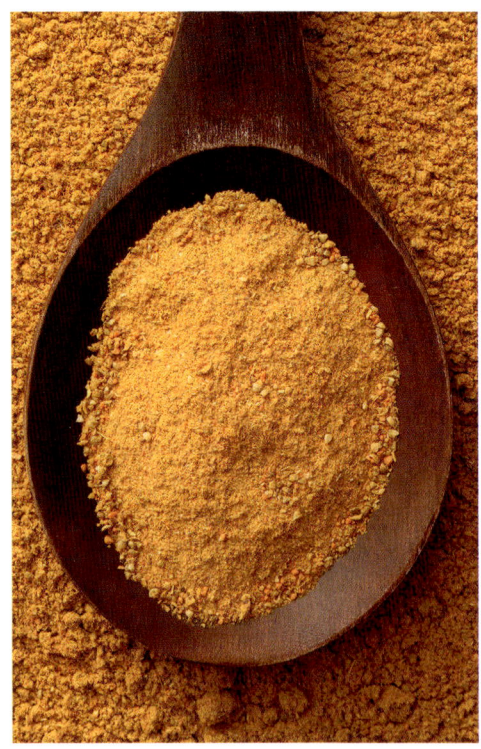

Auberginenmus
gelingt leicht

| Zubereitungszeit: 10 Minuten |
| Garzeit: ca. 30 Minuten |

Eine Portion enthält:
66 kcal/276 kJ   3 g Kohlenhydrate
2 g Eiweiß   0 g Laktose
5 g Fett

Zutaten für 2 Portionen
| 1 mittelgroße Aubergine (ca. 200 g) |
| 2 TL Olivenöl |
| 1 EL Zitronensaft |
| 2 TL gehackte Petersilie |
| Salz |
| Pfeffer |
| Paprikapulver |

Zubereitung
1 Den Backofen auf 200 °C (Ober- und Unterhitze, Umluft 180 °C) vorheizen.
2 Ein Backblech mit etwas Olivenöl einpinseln.
3 Die Aubergine waschen, trocken reiben, den Stielansatz entfernen und die Aubergine der Länge nach halbieren. Mit den Schnittflächen nach unten auf das Blech legen und im Ofen ca. 30 Minuten garen.
4 Das Auberginenfruchtfleisch mit einem Löffel aus der Schale kratzen und mit dem restlichen Öl, dem Zitronensaft und den Gewürzen im Mixer fein pürieren. Die gehackte Petersilie untermengen und sofort servieren.

TIPPS UND TRICKS
Schmeckt als Brotaufstrich oder Dip mit Gemüse.

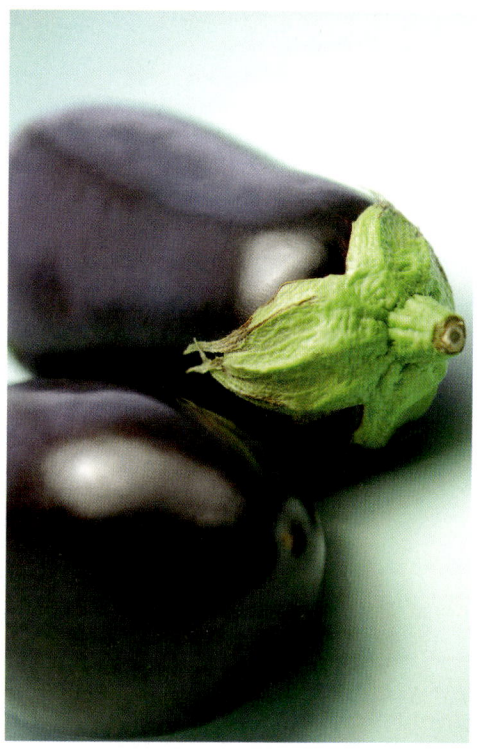

Sommergemüse vom Grill
Vitamine pur

Zubereitungszeit: 20 Minuten
Garzeit: ca. 30 Minuten

Eine Portion enthält:
137 kcal/573 kJ   21 g Kohlenhydrate
4 g Eiweiß   0 g Laktose
4 g Fett

Zutaten für 2 Portionen
3 mittelgroße Kartoffeln (ca. 250 g)
1 Zucchini (ca. 200 g)
4 Cocktailtomaten
1 TL Olivenöl
Salz
Pfeffer
2 Basilikumstängel

Zubereitung

1 Die Kartoffeln gründlich waschen und in kochendem Salzwasser mit der Schale in ca. 20 Minuten garen. Abgießen und kurz abkühlen lassen.

2 Die Zucchini putzen, waschen, trocknen. Kartoffeln schälen. Beides in ca. 1 cm schmalen Scheiben schneiden. Cocktailtomaten waschen und trocknen.

3 Ein Stück Alufolie (ca. 80 x 60 cm) mit dem Öl einfetten. Die Kartoffeln und Zucchinischeiben dachziegelartig auf die Folie legen, die Tomaten dazugeben und alles kräftig mit Salz und Pfeffer würzen.

4 Das Basilikum waschen, trocken schütteln und die Blättchen in feine Streifen schneiden. Über das Gemüse streuen.

5 Die Folie über dem Gemüse und an den Seiten fest verschließen und das Gemüse auf dem heißen Grill ca. 5–7 Minuten grillen.

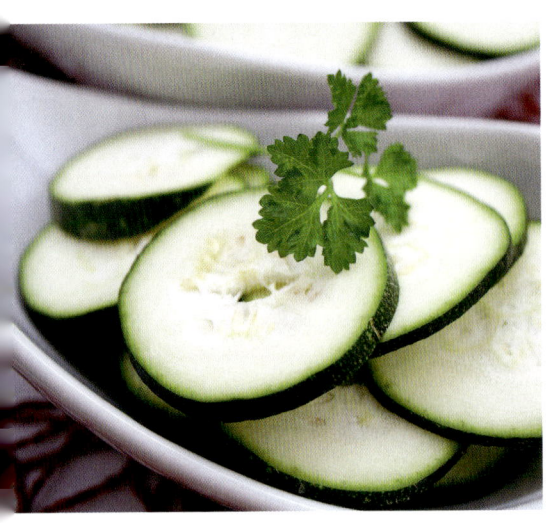

Lachsklößchen
gelingt leicht

Zubereitungszeit: 10 Minuten
Garzeit: ca. 6 Minuten

Eine Portion enthält:
356 kcal/1488 kJ	0 g Kohlenhydrate
32 g Eiweiß	0 g Laktose
25 g Fett	

Zutaten für 2 Portionen
- 300 g Lachsfilets
- 1 Eiweiß
- 1 TL Zitronensaft
- Salz
- Pfeffer
- 2 Dillstängel
- 2 TL Rapsöl

Zubereitung

1 Die Lachsfilets waschen, trocken tupfen und in Würfel schneiden. In der Küchenmaschine mit dem Eiweiß, Zitronensaft, Salz und Pfeffer fein pürieren.

2 Den Dill waschen, trocken schütteln und die Blättchen fein hacken. Den Dill unter die Fischmasse mengen und mit feuchten Händen zwei große oder vier kleinere Lachsklößchen formen.

3 Das Öl in einer beschichteten Pfanne erhitzen und die Lachsklößchen darin von jeder Seite 3 Minuten braten.

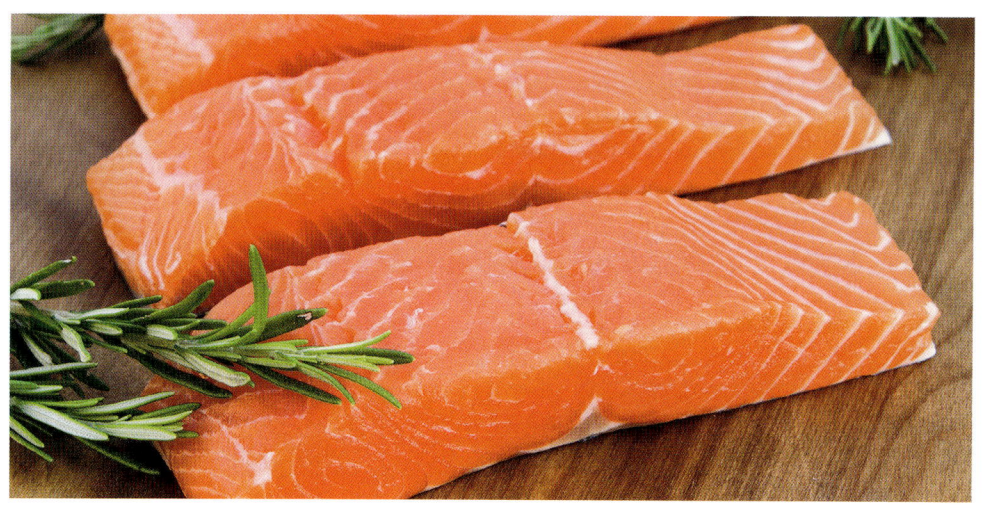

Zucchinitortilla

preiswert

Zubereitungszeit: 10 Minuten
Garzeit: ca. 20 Minuten

Eine Portion enthält:
241 kcal/1007 kJ	4 g Kohlenhydrate
14 g Eiweiß	0 g Laktose
19 g Fett	

Zutaten für 2 Portionen
- 2 Zucchini (ca. 300 g)
- 1 Tomate
- 3 Eier
- 1 EL Mineralwasser
- Salz
- Pfeffer
- 1 EL gehackte Kräuter (z. B. Petersilie, Basilikum)
- 1 EL Olivenöl

Zubereitung

1 Die Zucchini putzen, waschen und in schmale Scheiben schneiden. Die Tomate waschen, halbieren, den Stielansatz entfernen und die Tomaten ebenfalls in schmale Scheiben schneiden.

2 Die Eier mit Mineralwasser, Gewürzen und Kräutern verquirlen.

3 Das Öl in einer beschichteten, ofenfesten Pfanne erhitzen und die Zucchinischeiben darin einige Minuten andünsten. Die Eimasse zugießen, die Tomatenscheiben darauf verteilen und zugedeckt etwa 10 Minuten bei mittlerer Hitze stocken lassen.

4 Den Backofen auf 200 °C (Ober- und Unterhitze, Umluft 180 °) vorheizen.

5 Den Deckel von der Pfanne nehmen und die Tortilla im Ofen weitere 5–7 Minuten garen.

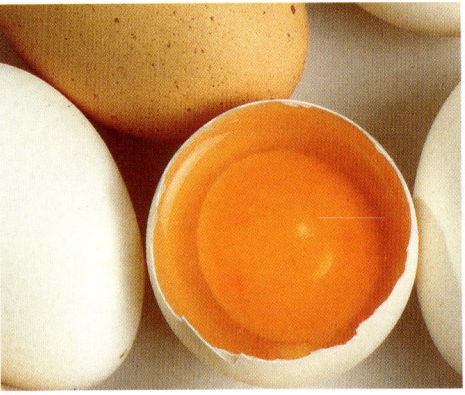

Abendessen | 101

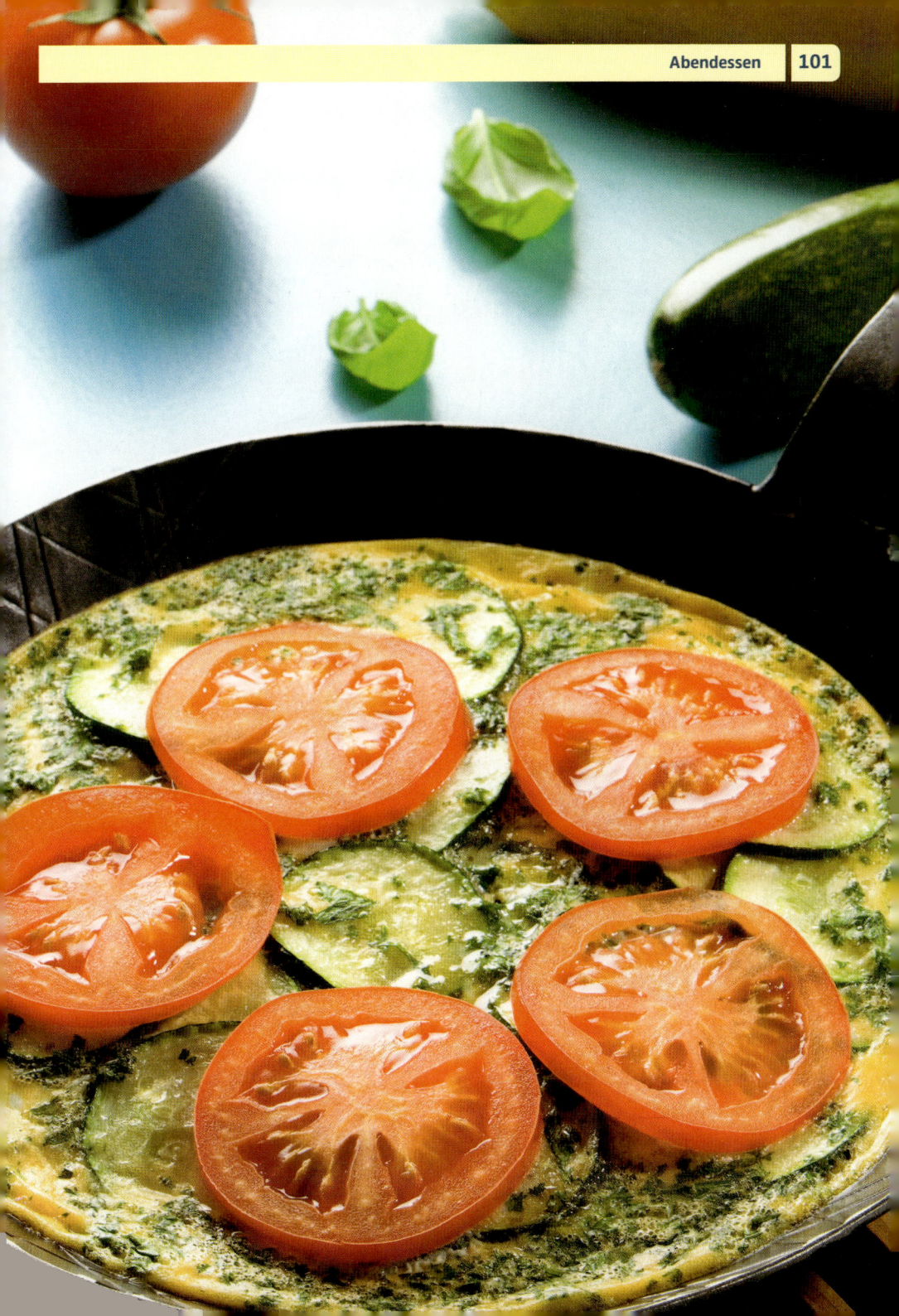

Hausgemachte Gnocchi
preiswert

Zubereitungszeit: 20 Minuten
Garzeit: ca. 25 Minuten

Eine Portion enthält:
447 kcal/1869 kJ   71 g Kohlenhydrate
12 g Eiweiß   0 g Laktose
12 g Fett

Zutaten für 2 Portionen
4 Kartoffeln, mehlig kochend (400 g)
Salz
4 gehäufte EL Weizenmehl, Typ 550
2 gehäufte EL Weizengrieß
2 EL Diätmargarine, milchzuckerfrei
1 Eigelb

Zubereitung

1 Die Kartoffeln gründlich waschen, in leicht gesalzenem Wasser ca. 20 Minuten garen, abgießen, etwas abkühlen lassen, schälen und durch eine Kartoffelpresse drücken.

2 Die restlichen Zutaten zu dem Kartoffelpüree geben und mit den Händen zu einem glatten Teig verkneten. Den Teig auf einer bemehlten Arbeitsfläche zu fingerdicken Rollen formen, in ca. 3 cm große Stücke schneiden und in jedes Stück mit einer Gabel Rillen drücken.

3 In einem Topf reichlich Salzwasser zum Kochen bringen, die Gnocchi zugeben, einmal aufkochen lassen und bei reduzierter Hitze 3–4 Minuten gar ziehen lassen. Abgießen und sofort servieren.

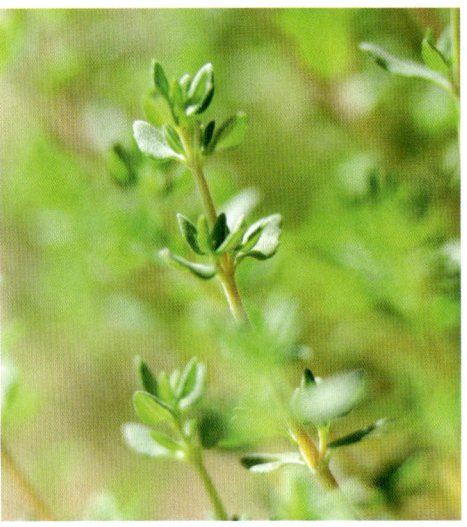

TIPPS UND TRICKS

Servieren Sie die Gnocchi in etwas zerlassener Diätmargarine mit einigen Zweigen frischen Kräutern, wie Basilikum, Oregano, Thymian oder zum Pesto rosso (siehe Seite 104).

Abendessen 103

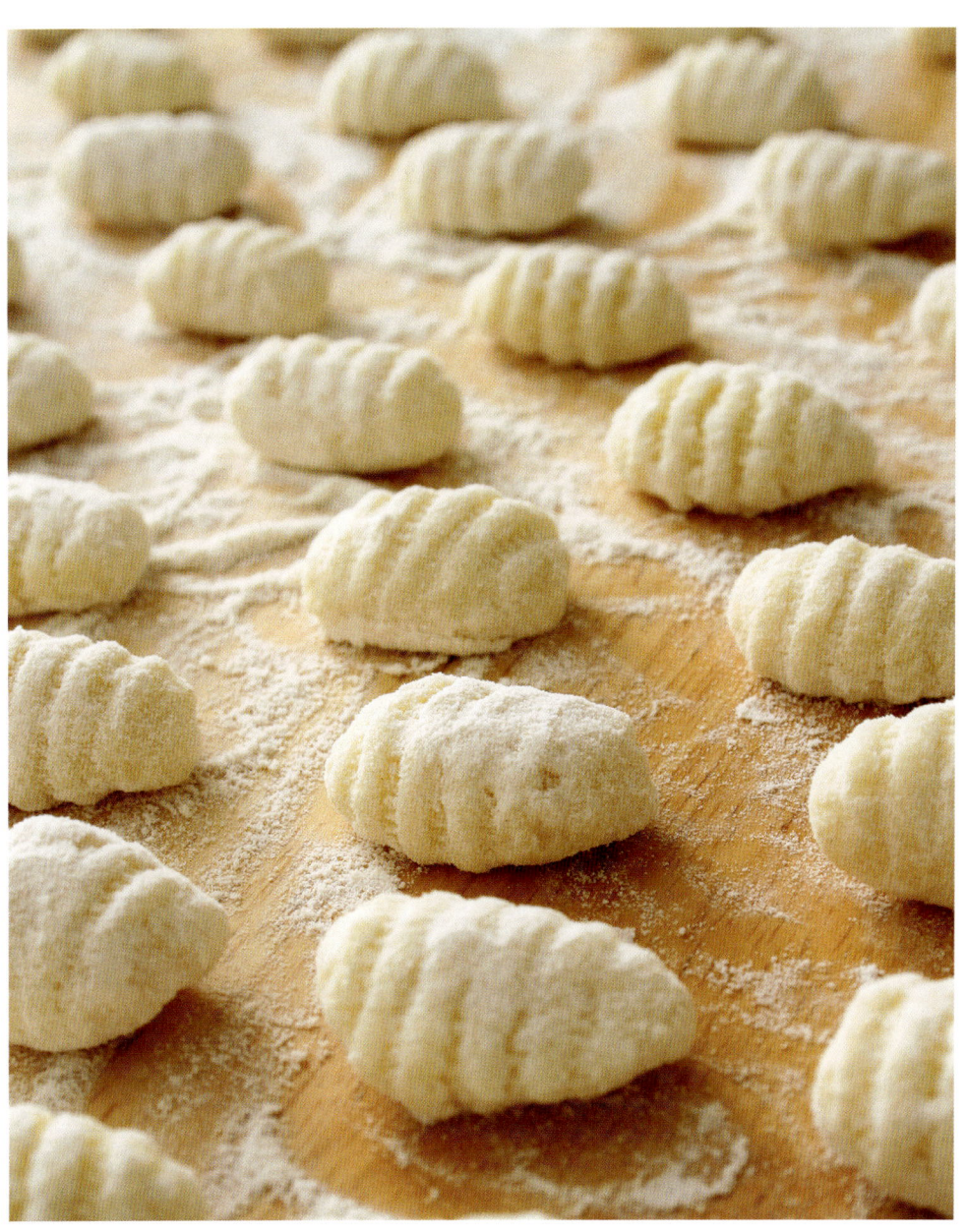

Gurkensuppe „Italia"
geht schnell

Zubereitungszeit: 10 Minuten
Garzeit: ca. 5 Minuten

Eine Portion enthält:
169 kcal/706 kJ   10 g Kohlenhydrate
6 g Eiweiß   0 g Laktose
12 g Fett

Zutaten für 2 Portionen
- 1 Salatgurke (ca. 300 g)
- 1 EL Olivenöl
- ¼ l Gemüsebrühe
- 1 EL Zitronensaft
- 1 TL Zucker
- Salz
- Pfeffer
- 2 TL gehacktes Basilikum
- 1 Becher Sojajoghurt, 3,5 % Fett (150 g)

Zubereitung

1 Die Gurke schälen, zuerst in Scheiben, dann in Würfel schneiden. Das Öl in einem Topf erhitzen und die Gurkenwürfel darin andünsten. Mit Gemüsebrühe ablöschen und mit Zitronensaft, Zucker, Salz und Pfeffer würzen.

2 Die Gurkenstücke einige Minuten köcheln lassen und mit einem Pürierstab zerkleinern.

3 Das Basilikum und den Joghurt unter die Suppe rühren, evtl. noch mal nachwürzen und sofort servieren.

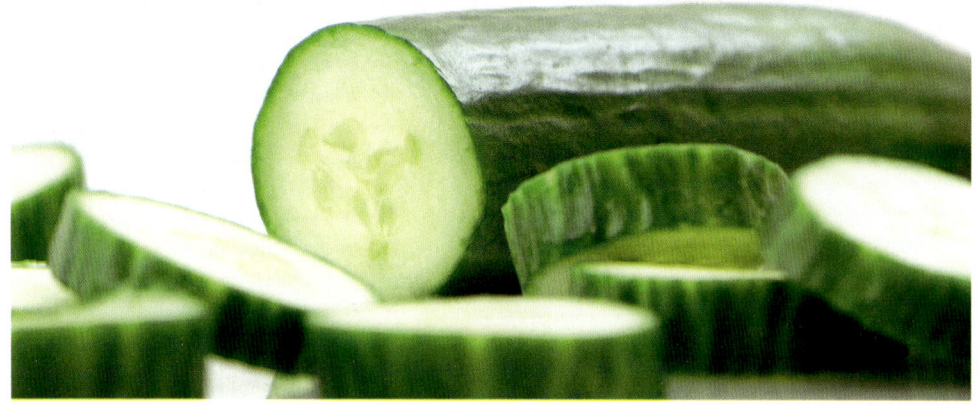

Pesto rosso
einfach zuzubreiten

Zubereitungszeit: 5 Minuten

Eine Portion enthält:

168 kcal/702 kJ	6 g Kohlenhydrate
2 g Eiweiß	0 g Laktose
15 g Fett	

Zutaten für 2 Portionen

- 2 EL getrocknete Tomaten in Öl
- 2 TL Tomatenmark
- 2 EL Olivenöl
- 1 TL gehackte italienische Kräuter (z. B. Basilikum, Thymian, Oregano)
- Salz
- Pfeffer
- 1 EL Balsamicoessig
- 1 Prise Zucker

Zubereitung

1 Die Tomaten abtropfen lassen, in Würfel schneiden und mit den restlichen Zutaten mischen.

2 In einem hohen Gefäß mit dem Pürierstab fein pürieren und mit Salz und Pfeffer abschmecken.

3 Das Pesto rosso über gekochte Nudeln oder Gnocchi (siehe S. 102) geben.

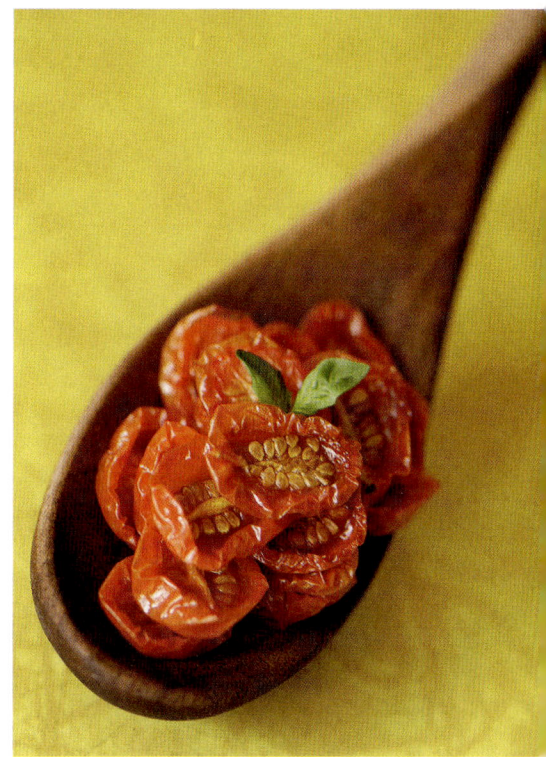

Tomatensuppe „Karibik"
fruchtig-cremig

Zubereitungszeit: 15 Minuten
Garzeit: ca. 30 Minuten

Eine Portion enthält:
151 kcal/631 kJ	13 g Kohlenhydrate
4 g Eiweiß	0 g Laktose
9 g Fett	

Zutaten für 2 Portionen
- 1 Stück Ingwerwurzel (ca. 2 cm)
- 1 EL Olivenöl
- 1 EL Curry
- 1 TL brauner Zucker
- 400 g Tomaten aus der Dose
- 200 ml Kokosmilch
- 200 ml Gemüsebrühe
- Salz
- Pfeffer
- 1 Stück Baguette (ca. 100 g)

Zubereitung

1 Den Ingwer schälen und in feine Würfel schneiden. Das Öl in einem Topf erhitzen und die Ingwerwürfel mit Curry und Zucker darin anschmoren. Die Tomaten zugeben und kurz mitschmoren.

2 Mit Kokosmilch und Gemüsebrühe ablöschen und bei mittlerer Hitze ca. 25 Minuten köcheln lassen.

3 Die Suppe mit Salz und Pfeffer abschmecken, mit dem Pürierstab pürieren und mit frischem Baguette servieren.

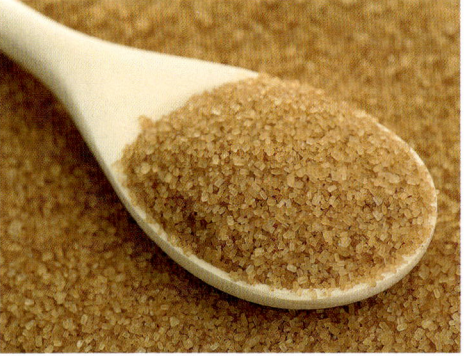

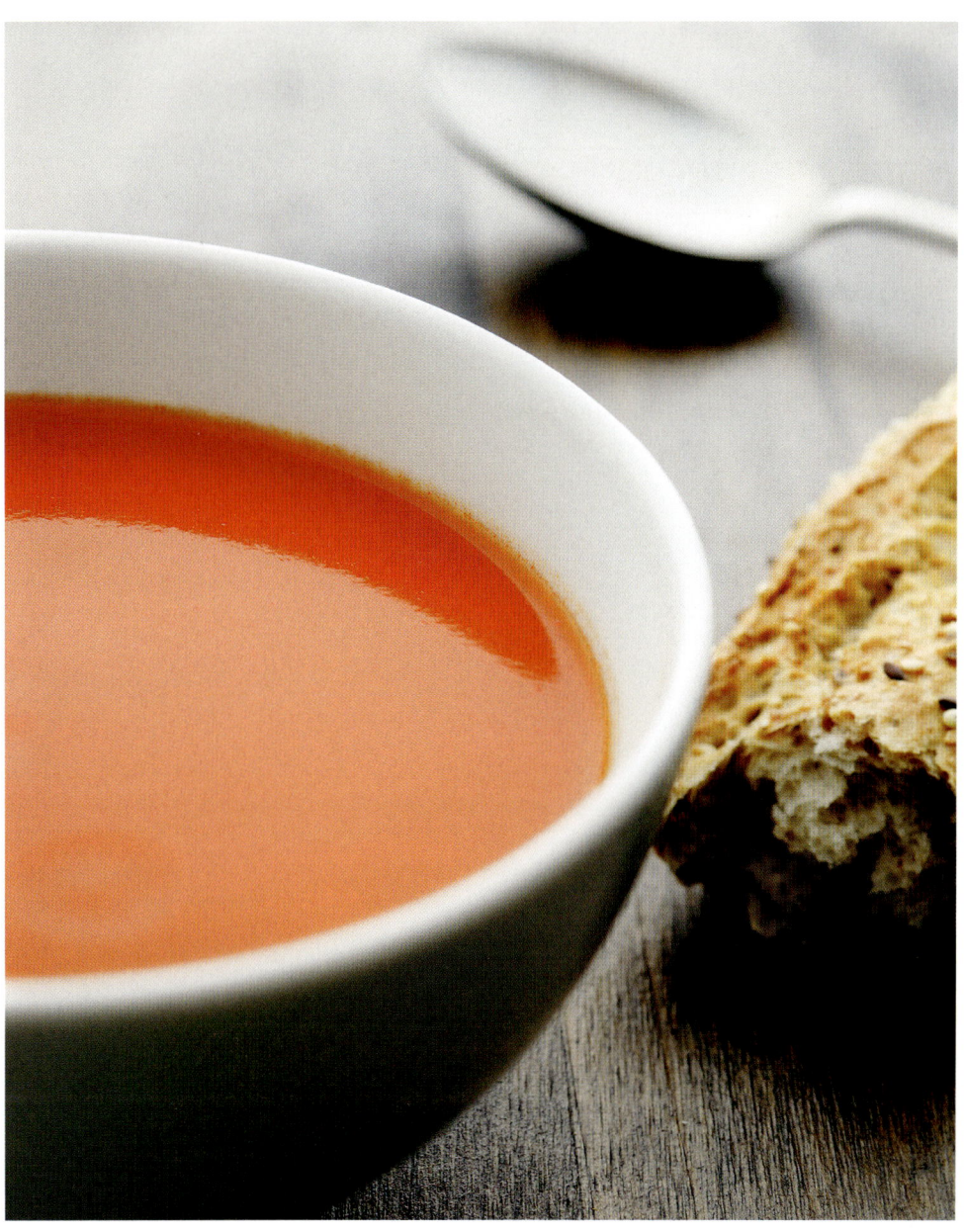

Chicorée-Radicchio-Salat mit Aprikosen
geht schnell

Zubereitungszeit: 10 Minuten

Eine Portion enthält:

135 kcal/564 kJ	13 g Kohlenhydrate
2 g Eiweiß	0 g Laktose
8 g Fett	

Zutaten für 2 Portionen

- 1 Chicoréestaude (ca. 120 g)
- 1 kleiner Kopf Radicchio
- 100 g Aprikosen aus der Dose
- 1 EL Walnussöl
- 1 EL Balsamicoessig
- 1 TL Honig
- 1 TL Senf
- Salz
- Pfeffer
- 1 TL gehackte Petersilie

Zubereitung

1 Die Salate putzen, waschen, bei der Chicoréestaude den bitteren Strunk herausschneiden und die Salatblätter in mundgerechte Stücke zerpflücken.

2 Die Aprikosen abtropfen lassen, den Saft dabei auffangen. Die Aprikosen in schmale Streifen schneiden.

3 Aus Aprikosensaft, Öl, Essig, Honig und Senf ein Dressing herstellen und mit Salz, Pfeffer und Petersilie abschmecken.

4 Die Salatzutaten mischen und mit dem Dressing verrühren.

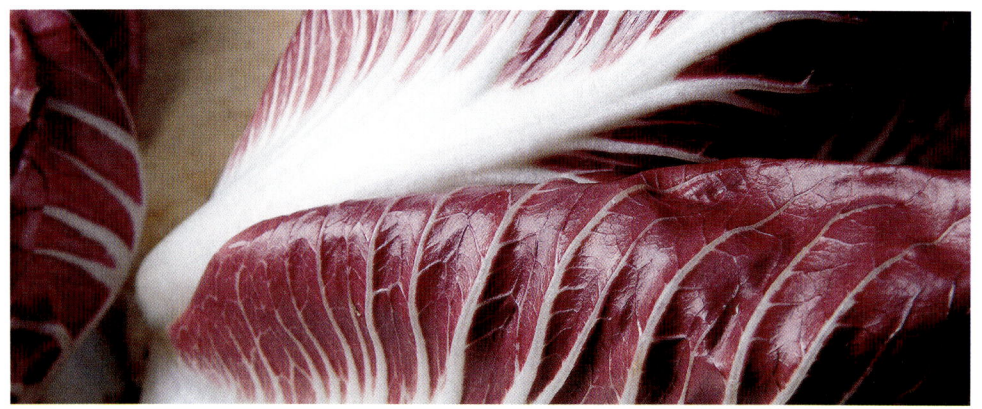

Abendessen 109

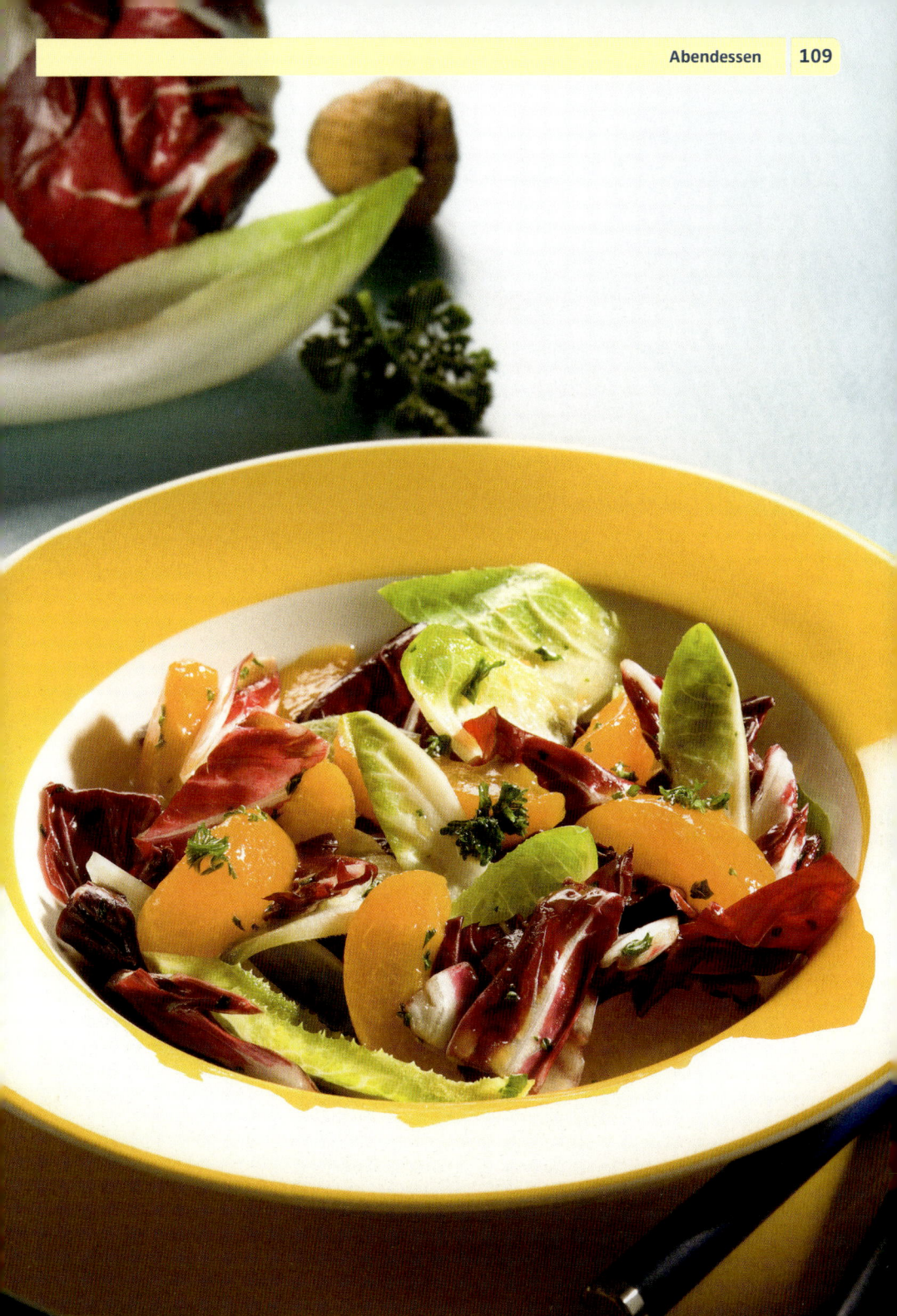

Fenchel-Melonen-Salat
gelingt leicht

Zubereitungszeit: 20 Minuten
Marinierzeit: 10 Minuten

Eine Portion enthält:
148 kcal/619 kJ	13 g Kohlenhydrate
4 g Eiweiß	0 g Laktose
9 g Fett	

Zutaten für 2 Portionen
- 1 Basilikumstängel
- 2 TL Zitronensaft
- 1 EL Olivenöl
- Salz
- Pfeffer
- 1 Fenchelknolle (ca. 330 g)
- 1 Stück Wassermelone (ca. 250 g)

Zubereitung

1 Das Basilikum waschen, trocken schütteln, die Blättchen in schmale Streifen schneiden.

2 Aus Zitronensaft, Öl, Salz und Pfeffer ein Dressing herstellen und die Basilikumstreifen unterrühren.

3 Die Fenchelknolle waschen, halbieren, den Strunk herausschneiden und den Fenchel fein hobeln. Den Fenchel in einer Schüssel mit dem Dressing mischen, einige Minuten kräftig durchkneten und ca. 10 Minuten durchziehen lassen.

4 Die Melone entkernen, die Schale entfernen und das Fruchtfleisch in Würfel schneiden. Die Melonenwürfel unter den Fenchel mischen und den Salat servieren.

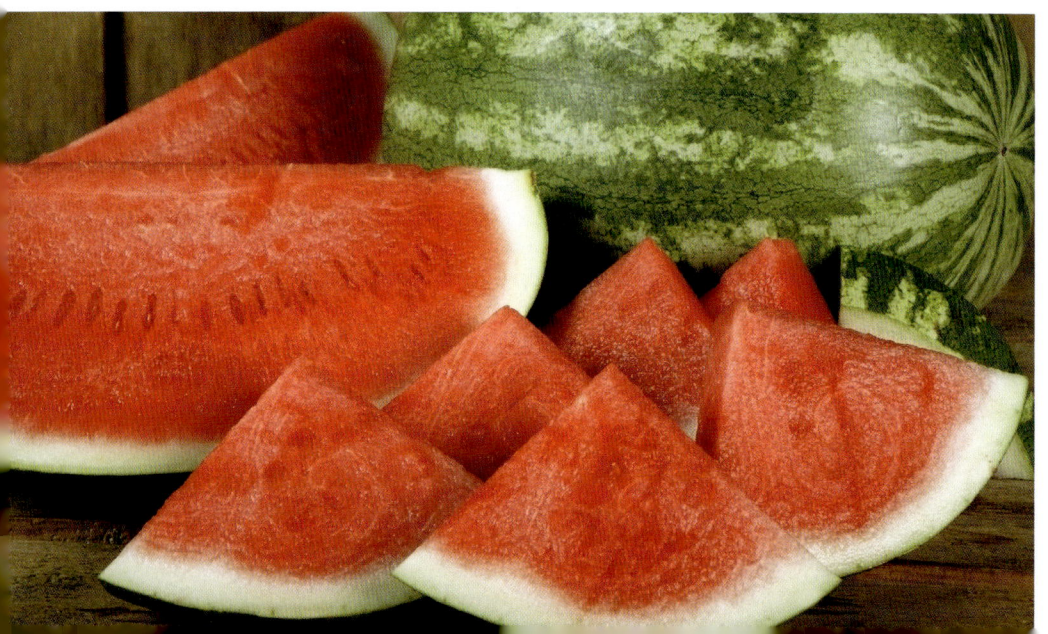

Spaghettisalat
macht satt

Zubereitungszeit: 15 Minuten
Garzeit: ca. 10 Minuten

Eine Portion enthält:
393 kcal/1643 kJ	47 g Kohlenhydrate
19 g Eiweiß	0 g Laktose
14 g Fett	

Zutaten für 2 Portionen
- 120 g Gabelspaghetti ohne Ei
- 10 Cocktailtomaten (ca. 100 g)
- 1 Karotte (ca. 100 g)
- 1 Stück Salatgurke (ca. 50 g)
- 2 Scheiben gekochter Schinken
- 1 EL Rapsöl
- 1 EL Essig
- Salz
- Pfeffer
- 1 TL gehackte Petersilie

Zubereitung

1 Die Spaghetti nach Packungsanweisung bissfest garen, abgießen, abschrecken, dabei etwas Nudelkochwasser auffangen. Die Spaghetti gut abtropfen lassen.

2 Die Tomaten waschen, halbieren, den Stielansatz entfernen. Die Karotten schälen und in kleine Würfel schneiden. Die Gurke schälen und wie den Schinken fein würfeln.

3 Aus Öl, Essig, etwas Nudelkochwasser, Salz, Pfeffer und Petersilie ein Dressing herstellen. Spaghetti und Gemüse mit dem Dressing vermischen.

4 Den Salat ca. 30 Minuten durchziehen lassen, nochmals abschmecken.

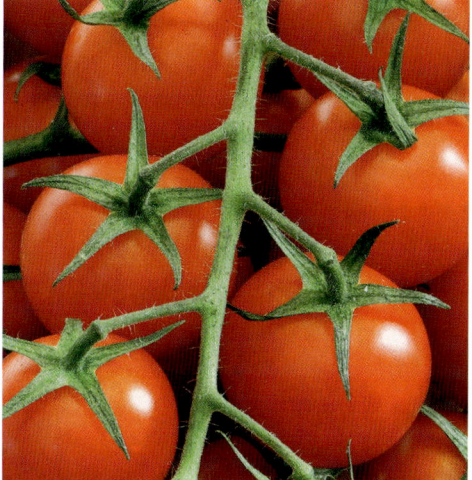

TIPPS UND TRICKS

Natürlich eignet sich auch jede andere Nudelsorte für diesen Salat.

ZWISCHENMAHLZEITEN & DESSERTS

Honigmelone mit Avocado-Dip
geht schnell

Zubereitungszeit: 10 Minuten	
Eine Portion enthält:	
296 kcal/1237 kJ	17 g Kohlenhydrate
3 g Eiweiß	0 g Laktose
24 g Fett	

Zutaten für 2 Portionen
1 Stück Honigmelone (ca. 500 g)
1 kleine Avocado (ca. 250 g)
1 EL Zitronensaft
Salz
Pfeffer

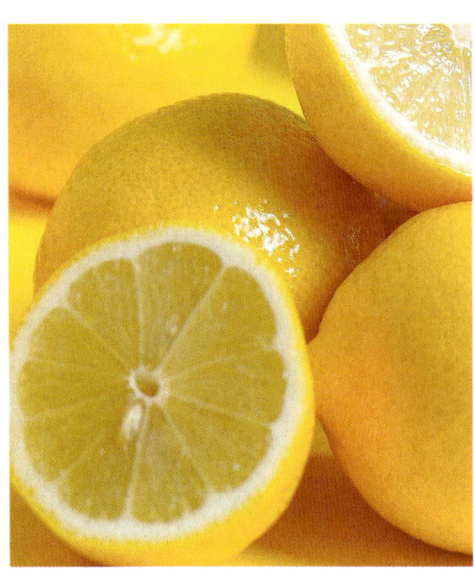

Zubereitung
1 Die Melone entkernen, schälen und das Fruchtfleisch in schmale Spalten schneiden.
2 Die Avocado halbieren, den Stein herauslösen, das Fruchtfleisch mit einem Löffel herausschaben und sofort mit dem Zitronensaft beträufeln. Das Avocadofruchtfleisch mit einer Gabel grob zerdrücken und mit Salz und Pfeffer würzen.
3 Die Melonenspalten und den Avocado-Dip auf zwei Tellern anrichten und sofort servieren.

Zwischenmahlzeiten & Desserts | 113

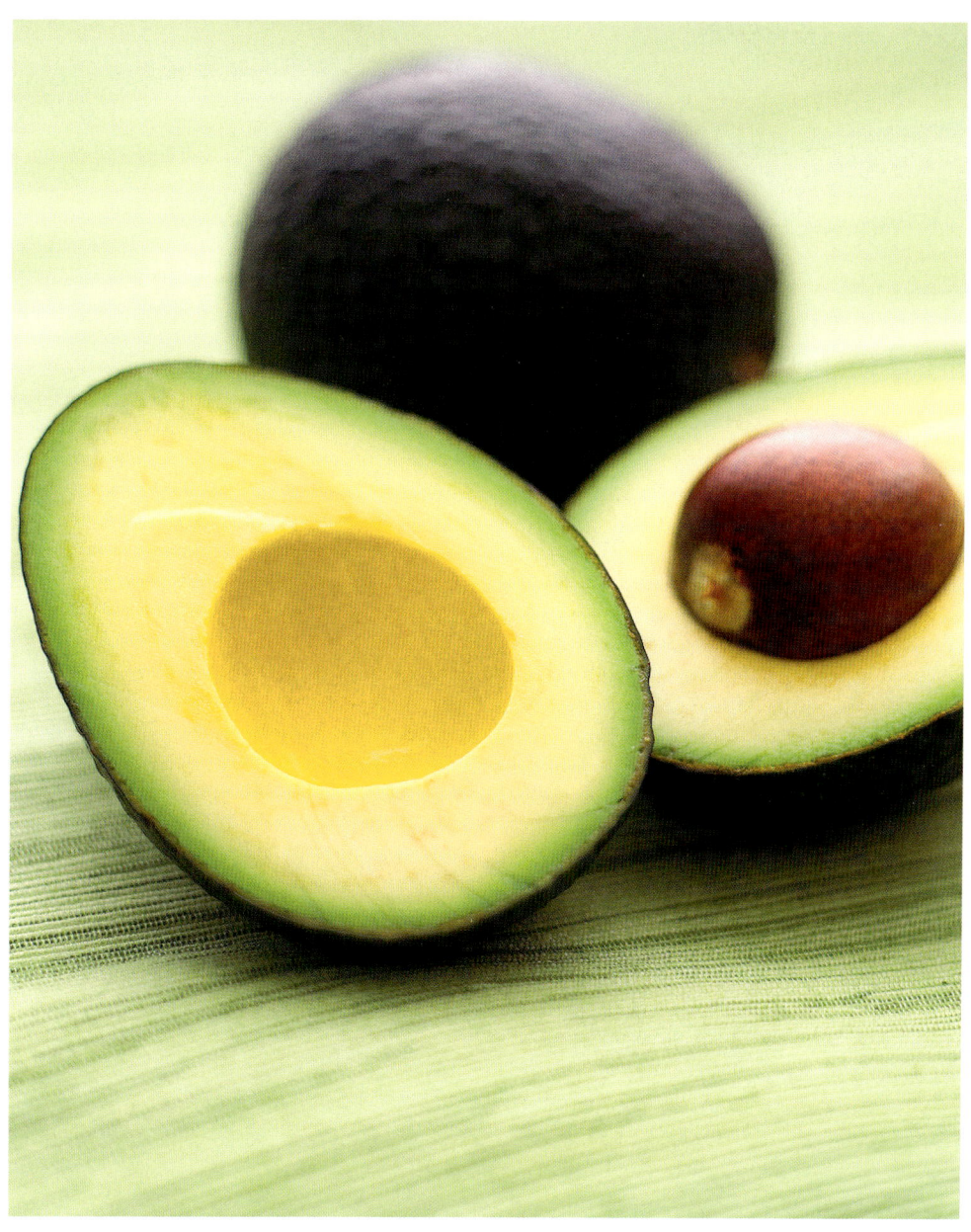

Erdbeersorbet
fruchtig frisch

Zubereitungszeit: 10 Minuten
Gefrierzeit: ca. 3 Stunden

Eine Portion enthält:
102 kcal/426 kJ	21 g Kohlenhydrate
1 g Eiweiß	0 g Laktose
0 g Fett	

Zutaten für 2 Portionen
- 250 g Erdbeeren
- 80 ml Apfelsaft
- 1 gehäufter EL Puderzucker
- ½ EL Zitronensaft

Zubereitung

1 Die Erdbeeren putzen, waschen und grob zerkleinern. Mit den restlichen in ein Mixglas geben und mit dem Pürierstab pürieren.

2 Das Erdbeerpüree in eine flache gefrierbeständige Schüssel füllen und ins Gefrierfach stellen. Mehrmals umrühren.

3 Nach ca. 3 Stunden Gefrierzeit das Sorbet nochmals gut durchrühren und in hohe Gläser gefüllt servieren.

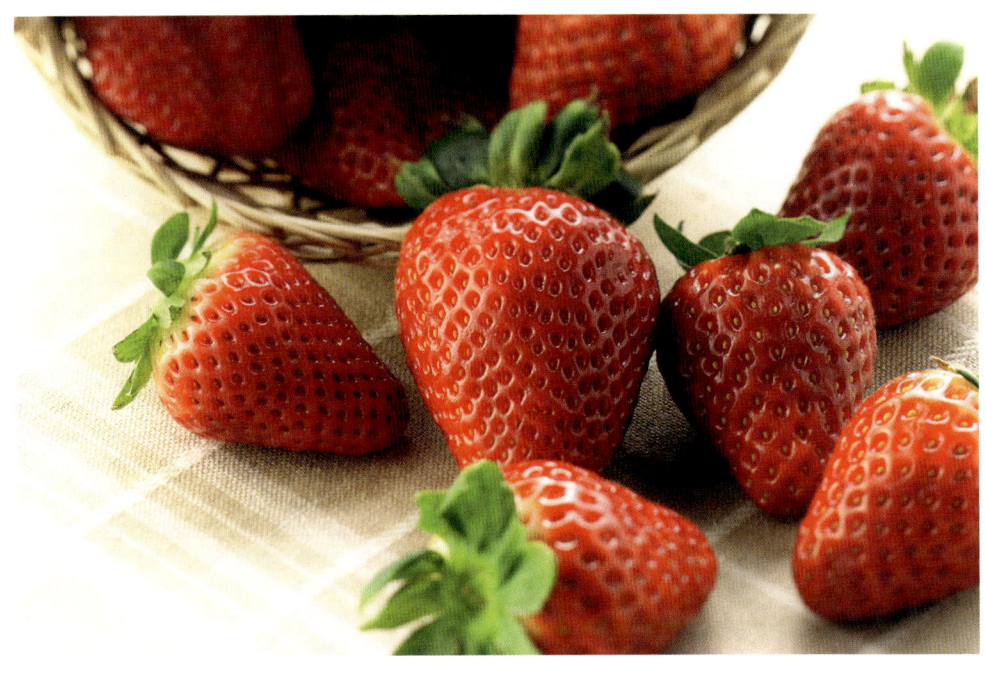

Wassermelonen-Granita
herrlich erfrischend

Zubereitungszeit: 15 Minuten
Kochzeit: ca. 7 Minuten
Gefrierzeit: mind. 3 Stunden

Eine Portion (1 Kugel = ca. 30 ml) enthält:
27 kcal/113 kJ	6 g Kohlenhydrate
0 g Eiweiß	0 g Laktose
0 g Fett	

Zutaten für 2 Portionen
- 125 g Zucker
- 750 g Wassermelone

Zubereitung

1 Den Zucker mit 125 ml Wasser in einen Topf geben und bei schwacher Hitze unter Rühren auflösen. Zum Kochen bringen und 5 Minuten köcheln lassen. Den Zuckersirup zum Abkühlen in eine Schüssel geben.

2 Das Melonenfruchtfleisch aus der Schale schneiden und würfeln. In einem Mixglas glatt pürieren. Das Melonenpüree durch ein Sieb drücken, Kerne und Fasern wegwerfen. Das Melonenpüree mit dem Zuckersirup mischen und in eine flache, gefrierbeständige Form füllen und in den Gefrierschrank stellen.

3 Nach ca. 1 Stunde herausnehmen und den gefrorenen Rand mit einer Gabel unter die restliche Masse rühren. Diesen Vorgang stündlich wiederholen, insgesamt mindestens dreimal.

4 Zum Servieren der Melonen-Granita Kugeln ausstechen und in Gläser gefüllt servieren.

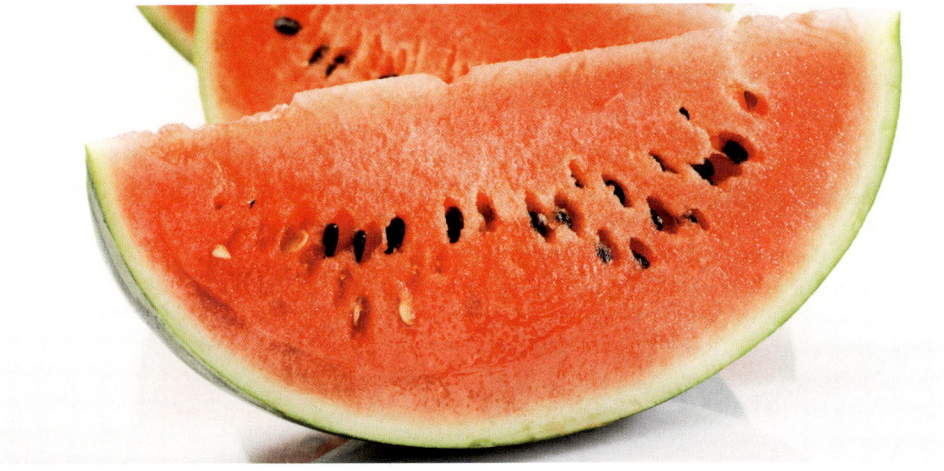

Beerenpudding
köstlich

Zubereitungszeit: 15 Minuten
Garzeit: ca. 3 Minuten
Kühlzeit: mind. 3 Stunden

Eine Portion enthält:
162 kcal/677 kJ   35 g Kohlenhydrate
2 g Eiweiß   0 g Laktose
0 g Fett

Zutaten für 2 Portionen
150 g gemischte Beerenfrüchte
3 Blatt weiße Gelatine
300 ml Johannisbeersaft
1 EL Zucker

Zubereitung

1 Die Beeren verlesen, vorsichtig waschen, die Stiele entfernen und die Beeren gut abtropfen lassen. In eine Puddingform bzw. Schüssel geben.

2 Die Gelatine in kaltem Wasser nach Packungsanweisung einweichen.

3 Den Johannisbeersaft mit dem Zucker mischen, erhitzen, aber nicht kochen. Die Gelatine ausdrücken und im Saft unter Rühren auflösen. Die Mischung über die vorbereiteten Früchte gießen und mindestens 3 Stunden kalt stellen.

4 Zum Herauslösen des Puddings die Form 10–20 Sekunden in heißes Wasser tauchen und den Pudding auf einen Servierteller stürzen.

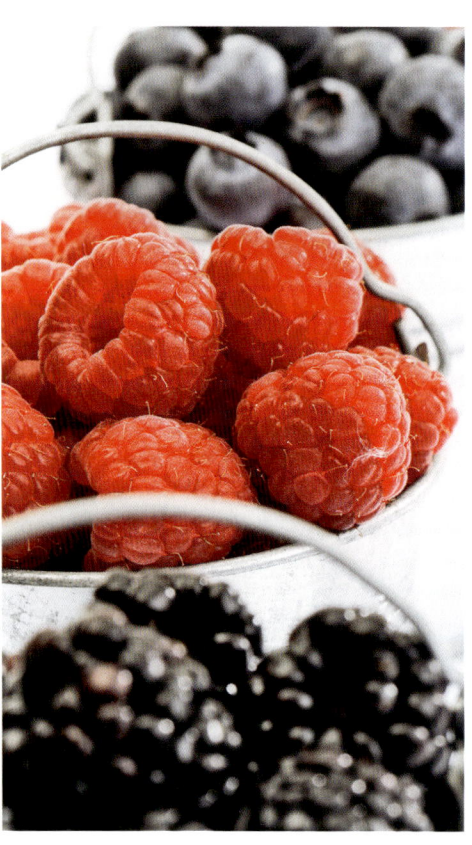

Zwischenmahlzeiten & Desserts

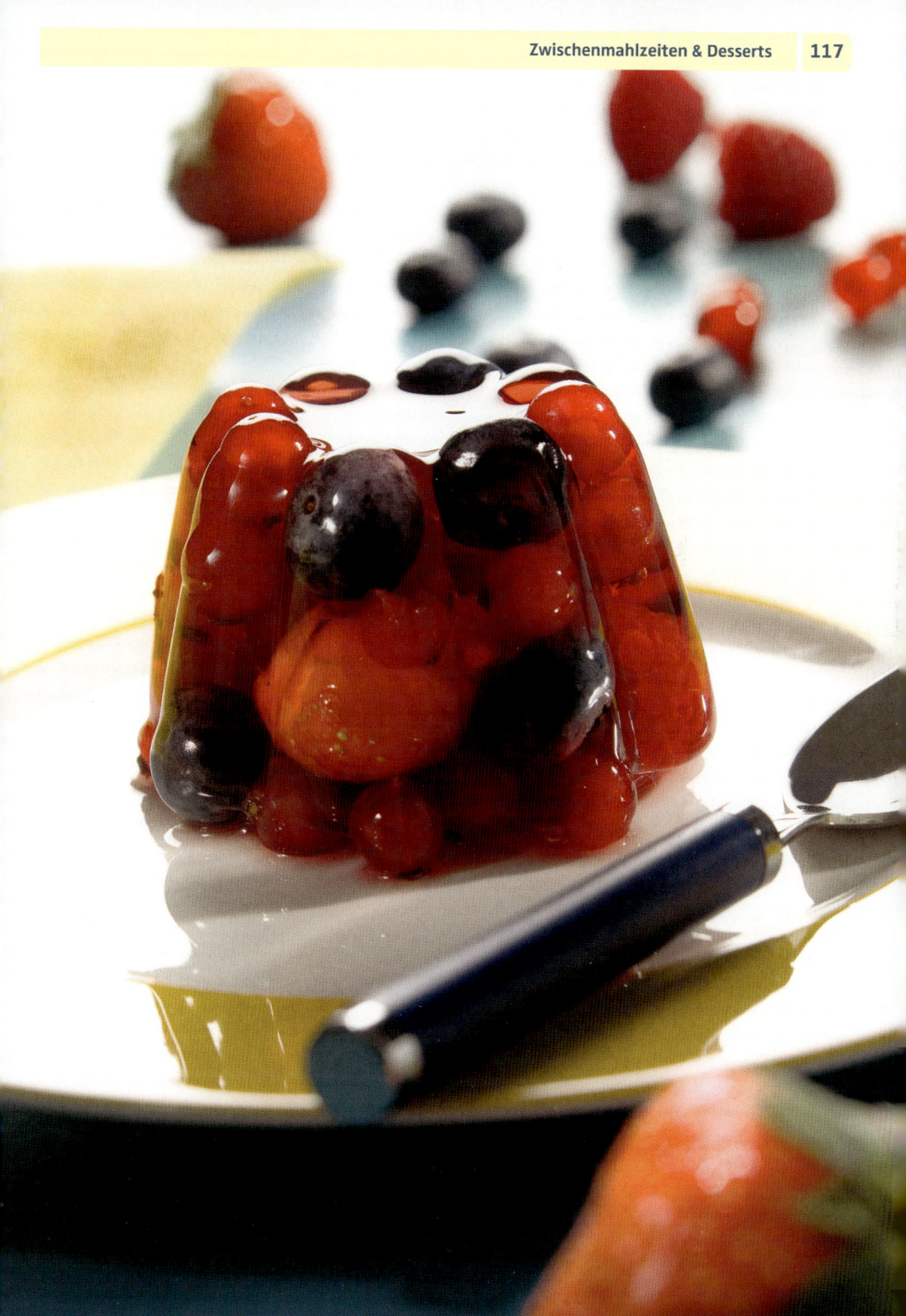

Gelbe Grütze
gelingt leicht

Zubereitungszeit: 15 Minuten
Garzeit: ca. 3–5 Minuten

Eine Portion enthält:
224 kcal/936 kJ   51 g Kohlenhydrate
2 g Eiweiß   0 g Laktose
0 g Fett

Zutaten für 2 Portionen
1 Nektarine (ca. 120 g)
3 Aprikosen (ca. 150 g)
1 Stück Honigmelone (ca. 180 g)
50 ml Orangensaft
2 EL Zitronensaft
2 leicht gehäufter EL Zucker
½ Zimtstange
1 EL Speisestärke

Zubereitung

1 Die Nektarine und Aprikosen waschen, trocken reiben, halbieren, die Steine entfernen und das Obst in schmale Spalten schneiden. Die Melone entkernen, die Schale entfernen und das Fruchtfleisch in längliche Stücke schneiden.

2 Den Orangen- und Zitronensaft, Zucker und die Zimtstange in einem Topf aufkochen. Die Obststücke zugeben und bei mittlerer Hitze kurz köcheln lassen.

3 Die Stärke mit 2 EL Wasser glatt rühren und zum Obst geben, etwa 1 Minute sprudelnd kochen lassen.

4 Die Zimtstange entfernen und die Grütze in zwei Dessertschälchen abfüllen. Vor dem Servieren abkühlen lassen.

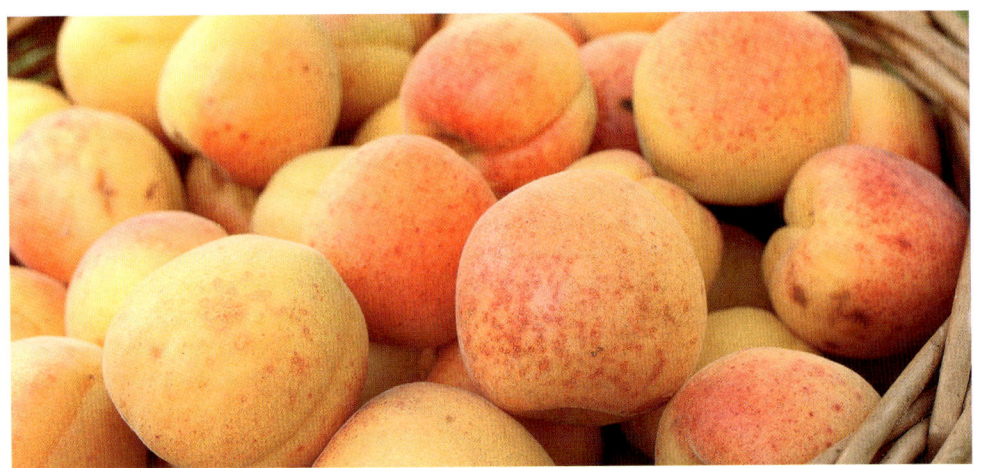

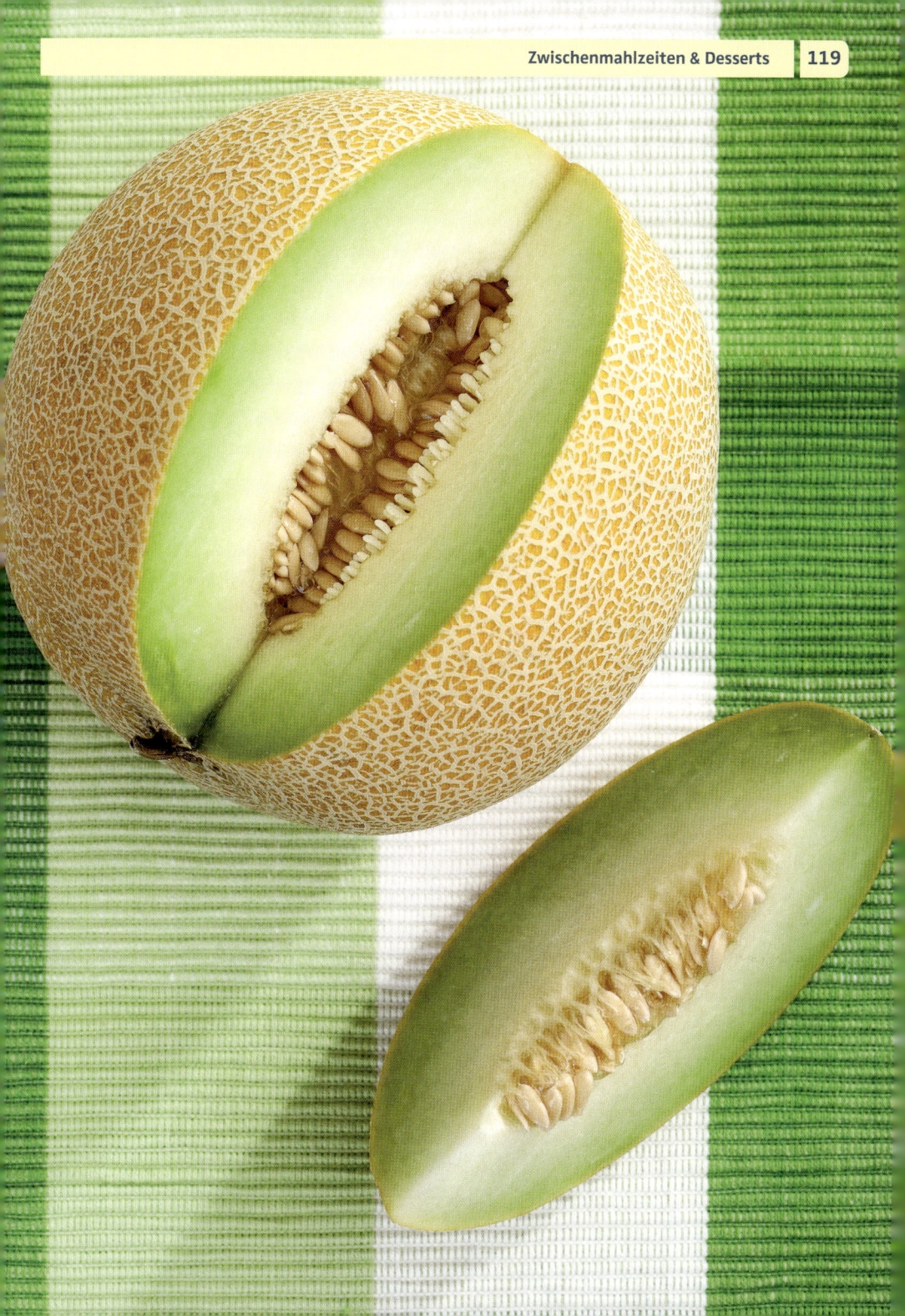

Heidelbeeren-Birnen-Salat
schnell zubereitet

Zubereitungszeit: 10 Minuten

Eine Portion enthält:

116 kcal/485 kJ	25 g Kohlenhydrate
1 g Eiweiß	0 g Laktose
1 g Fett	

Zutaten für 2 Portionen

- 1 EL Honig
- 1 EL Zitronensaft
- 1 kleines Glas Birnensaft
- 1 Birne (ca. 120 g)
- 200 g Heidelbeeren
- 1 Handvoll Walnusskerne

Zubereitung

1 Den Honig, Zitronensaft und Birnensaft miteinander verrühren.

2 Die Birne halbieren, das Kerngehäuse entfernen und die Birnenhälften in Würfel schneiden. Die Heidelbeeren verlesen, waschen, die Stiele entfernen und die Beeren abtropfen lassen.

3 Die Honig-Saft-Marinade über die Birnenwürfel gießen. Die Beeren unter die Birnenwürfel mischen.

4 Die Nüsse grob hacken und über den Fruchtsalat streuen.

TIPPS UND TRICKS

Bei Unverträglichkeiten streichen Sie die Walnüsse aus der Zutatenliste.

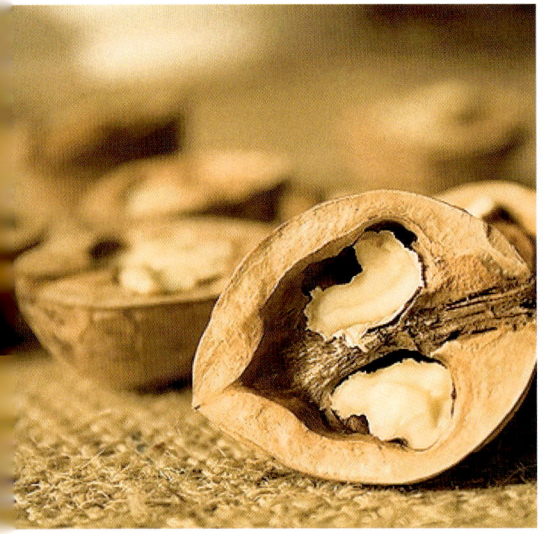

Zwischenmahlzeiten & Desserts | 121

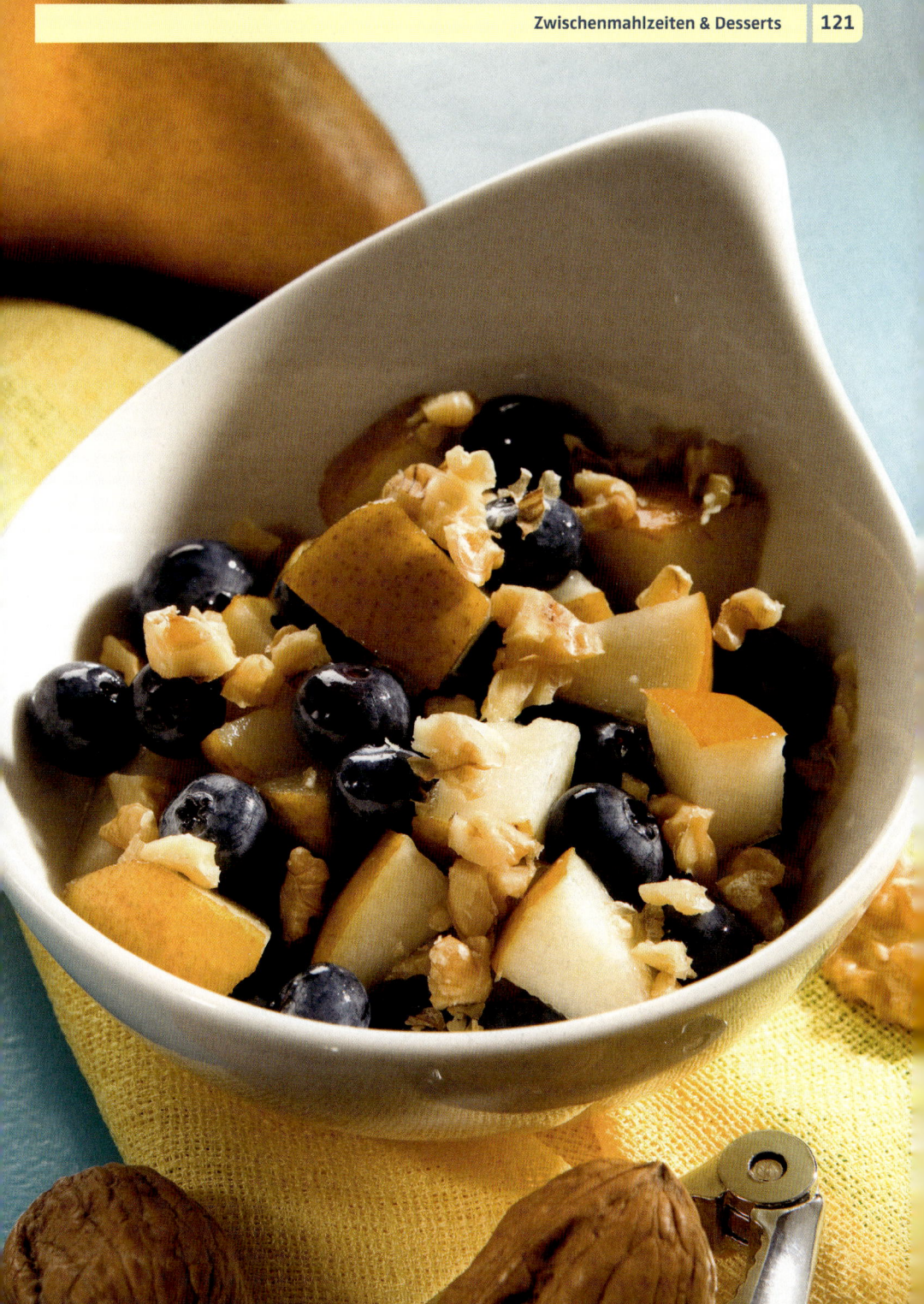

Apfel-Crumble
gelingt leicht

Zubereitungszeit: 20 Minuten
Backzeit: ca. 30 Minuten

Eine Portion enthält:
340 kcal/1421 kJ	52 g Kohlenhydrate
3 g Eiweiß	0 g Laktose
13 g Fett	

Zutaten für 2 Portionen

2 Äpfel (à ca. 130 g)

2 TL Zitronensaft

2 EL Ahornsirup

2 EL Diätmargarine, milchzuckerfrei

1 gehäufter EL Weizenmehl, Typ 550

1 gehäufter EL Haferflocken

1 EL Zucker

1 Prise Salz

2 Messerspitze Zimt

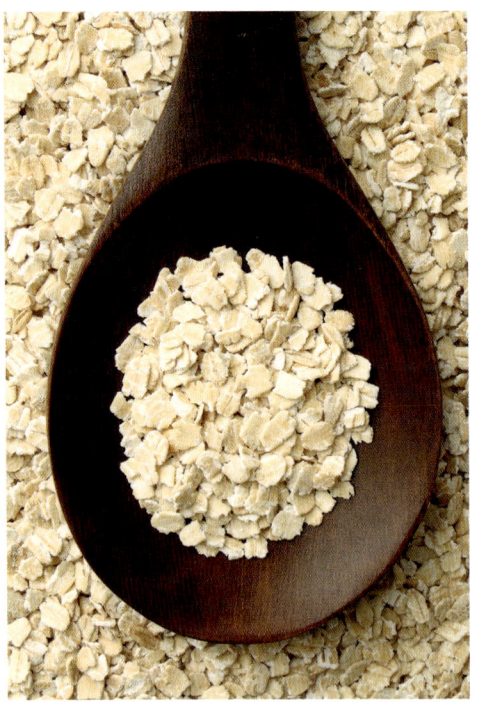

Zubereitung

1 Die Äpfel vierteln, schälen, entkernen, in schmale Scheiben schneiden und sofort mit Zitronensaft beträufeln. In zwei ofenfeste Förmchen bzw. Tassen füllen und mit jeweils 1 EL Ahornsirup übergießen.

2 Den Backofen auf 190 °C (Ober- und Unterhitze, Umluft 170 °C) vorheizen.

3 Die Margarine zusammen mit dem Mehl, den Haferflocken, dem Zucker, Salz und Zimt mit den Knethaken des Handrührgerätes zu Streuseln kneten.

4 Über die Äpfel krümeln und im Ofen ca. 30 Minuten backen. Warm servieren.

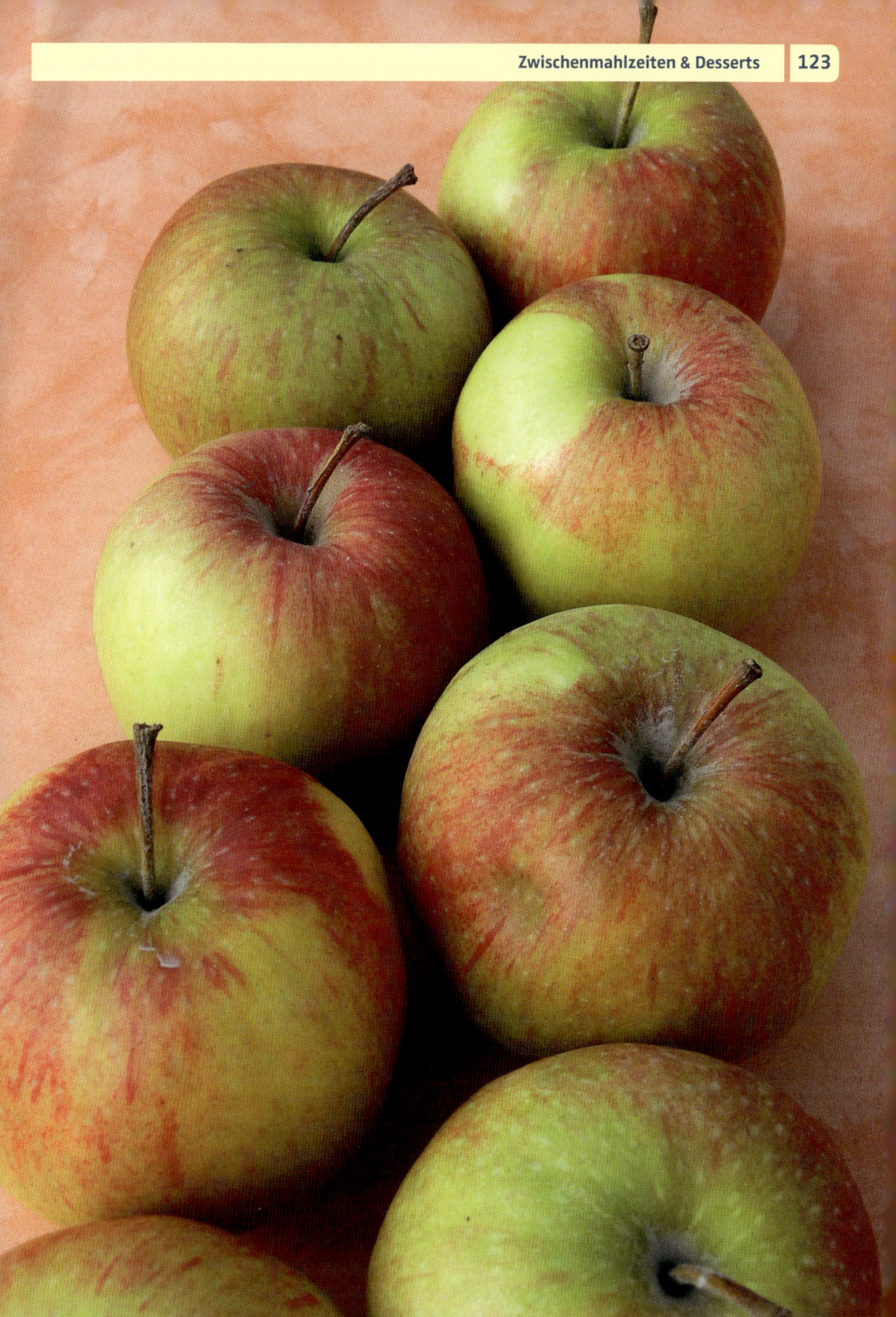

Frühlingstoast
geht schnell

Zubereitungszeit: 10 Minuten

Eine Portion enthält:

196 kcal/819 kJ	29 g Kohlenhydrate
5 g Eiweiß	0 g Laktose
6 g Fett	

Zutaten für 2 Portionen
- 4 Scheiben Vollkorntoastbrot
- 2 TL Diätmargarine, milchzuckerfrei
- 2 Tomaten
- 2 EL Schnittlauchröllchen
- Salz
- Pfeffer

Zubereitung

1 Die Toastscheiben im Toaster goldgelb toasten und kurz abkühlen lassen. Mit Margarine bestreichen.

2 Die Tomate waschen, halbieren, den Stielansatz entfernen und die Tomatenhälften in schmale Scheiben schneiden.

3 Die Tomatenscheiben auf den Toastscheiben verteilen, mit Schnittlauchröllchen bestreuen und mit Salz und Pfeffer würzen.

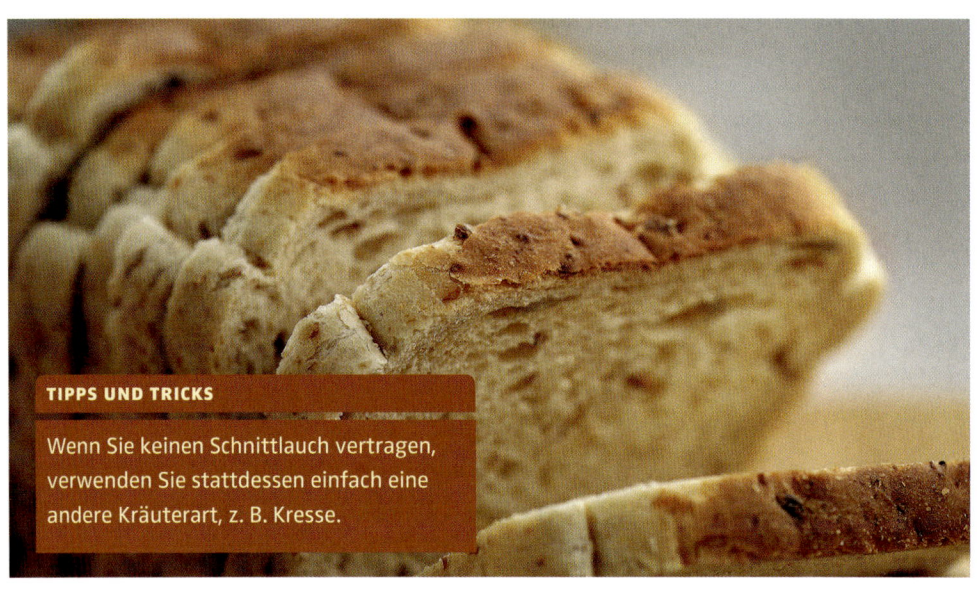

TIPPS UND TRICKS

Wenn Sie keinen Schnittlauch vertragen, verwenden Sie stattdessen einfach eine andere Kräuterart, z. B. Kresse.

Erdbeerbrot
für heiße Tage

Zubereitungszeit: 20 Minuten	
Eine Portion enthält:	
366 kcal/1530 kJ	57 g Kohlenhydrate
16 g Eiweiß	0 g Laktose
8 g Fett	

Zutaten für 2 Portionen
200 g Erdbeeren
1 EL Weißweinessig
Salz
Pfeffer
1 Bund Rucola (ca. 30 g)
½ Baguette (ca. 200 g)
2 TL Diätmargarine, milchzuckerfrei
4 Scheiben kalter Schweinebraten (ca. 60 g)

Zubereitung

1 Die Erdbeeren waschen, die Stielansätze entfernen und die Erdbeeren in schmale Scheiben schneiden. Mit einer Marinade aus Essig, Salz und Pfeffer vermischen und kurz durchziehen lassen.

2 Den Rucola putzen, waschen und trocken schleudern. Die Blätter in mundgerechte Stücke zupfen.

3 Das Baguette der Länge nach halbieren, nach Belieben kurz toasten und mit Margarine bestreichen.

4 Die Bratenscheiben auf die Baguettehälften legen und mit marinierten Erdbeeren und Rucola garniert servieren.

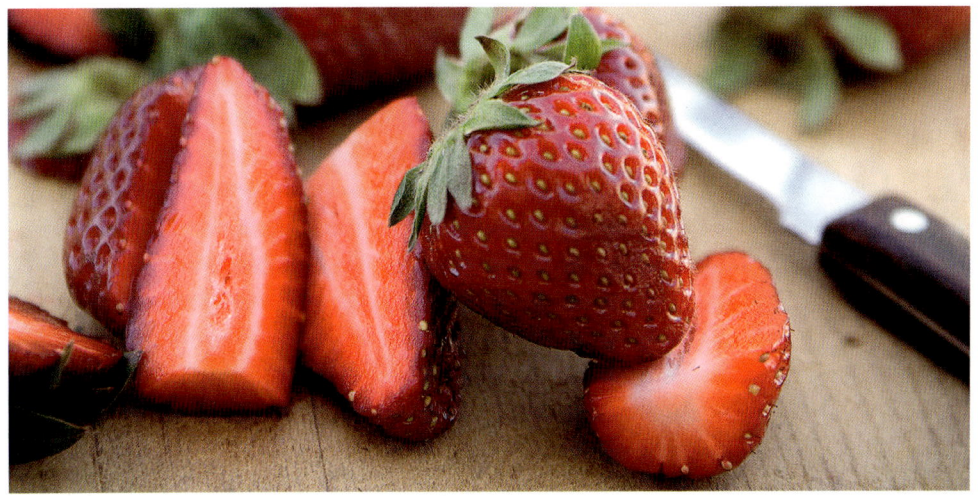

Schinken-Wrap
gelingt leicht

Zubereitungszeit: 15 Minuten

Eine Portion enthält:

227 kcal/949 kJ	25 g Kohlenhydrate
12 g Eiweiß	0 g Laktose
8 g Fett	

Zutaten für 2 Portionen

- 1 Stück Karotte (ca. 50 g)
- 1 Stück Salatgurke (ca. 50 g)
- 2 Eisbergsalatblätter
- 2 TL Sprossen, z. B. Radieschen (ca. 30 g)
- 2 TL Diätmargarine, milchzuckerfrei
- ¼ TL Currypulver
- ¼ TL Paprikapulver
- Salz
- Pfeffer
- 1 TL Schnittlauchröllchen
- 2 Wraps
- 2 Scheiben gekochter Schinken

Zubereitung

1 Die Karotte und die Gurke schälen und in schmale Streifen schneiden. Die Salatblätter und die Sprossen waschen und gut abtropfen lassen.

2 Die Margarine mit den Gewürzen und Schnittlauchröllchen verrühren.

3 Die Wraps mit Margarine bestreichen und mit Salat und Schinken belegen. Die Gemüsestreifen und Sprossen darüberstreuen und die Wraps aufrollen.

TIPPS UND TRICKS

Fertige Wraps finden Sie meistens in der Brotabteilung gut sortierter Supermärkte.

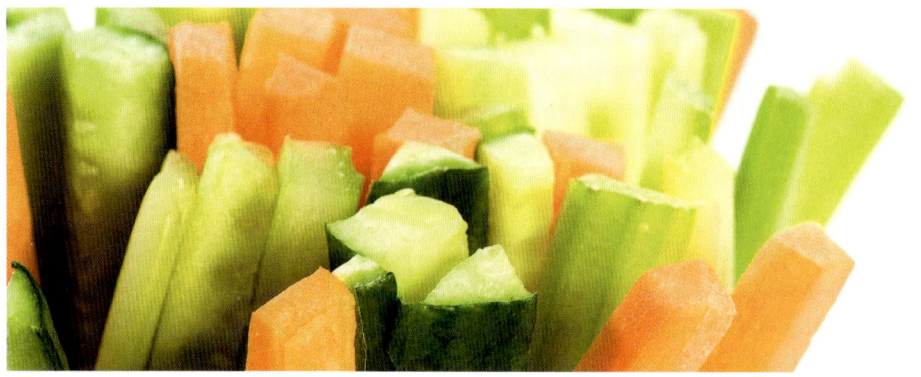

Zwischenmahlzeiten & Desserts

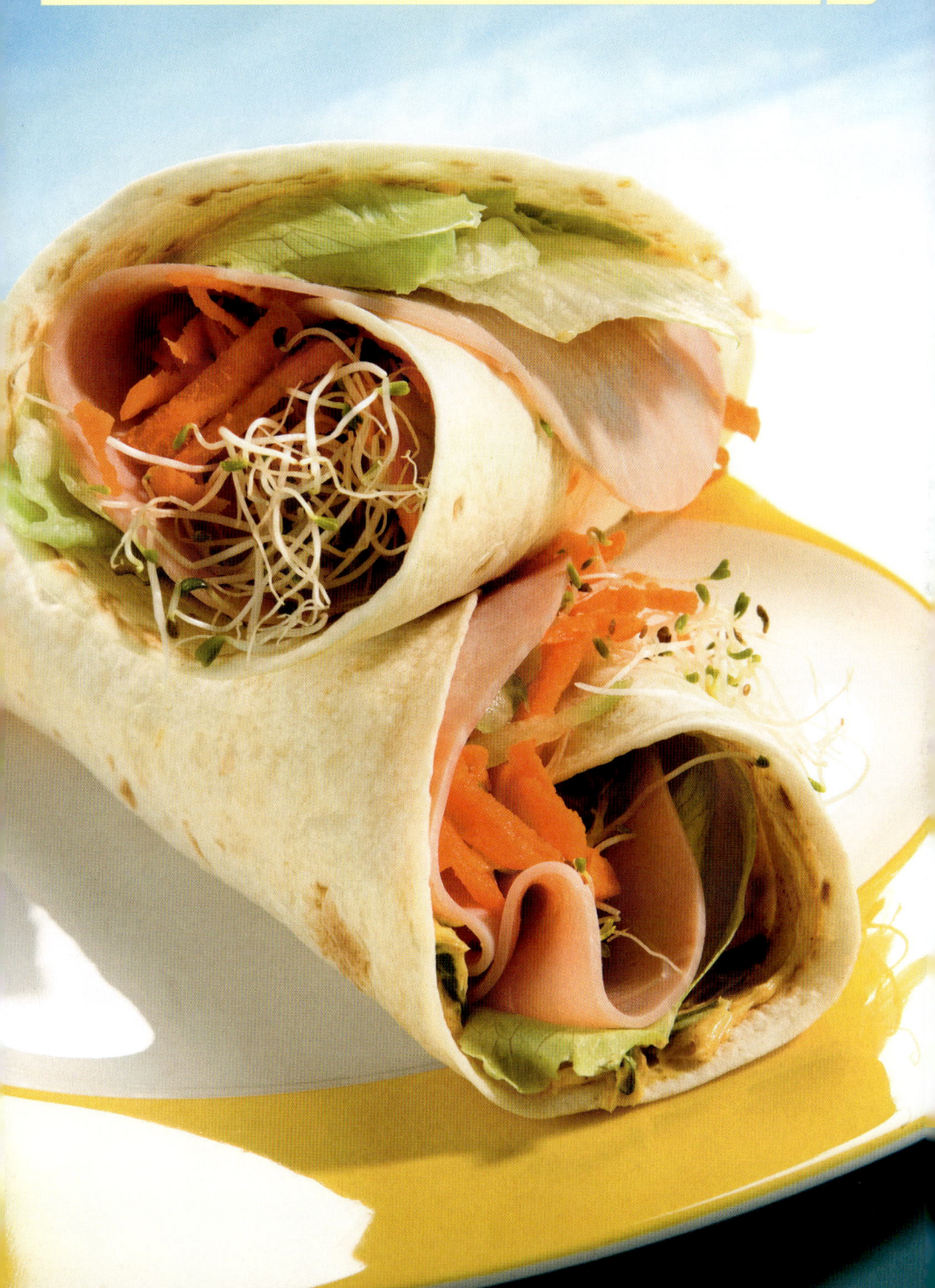

Birnen-Speck-Pfannkuchen
deftig

Zubereitungszeit: 25 Minuten
Quellzeit: 10 Minuten
Garzeit: ca. 10 Minuten

Eine Portion enthält:
280 kcal/1170 kJ	34 g Kohlenhydrate
8 g Eiweiß	0 g Laktose
13 g Fett	

Zutaten für 2 Portionen
- 1 Ei
- 50 g Weizenmehl, Typ 550
- 60 ml laktosefreie Milch, 3,5 % Fett
- 1 Prise Salz
- ¼ TL Backpulver
- 2 dünne Scheiben Frühstücksspeck (ca. 20 g)
- 1 reife Birne
- 1 gehäufter TL Preiselbeermarmelade (15 g)

TIPPS UND TRICKS
Bei Unverträglichkeiten gegenüber Geräuchertem streichen Sie den Speck aus der Zutatenliste. Verwenden Sie stattdessen gekochten Schinken und etwas Rapsöl zum Backen der Pfannkuchen.

Zubereitung

1 Das Ei trennen. Das Eigelb, Mehl, die Milch, 1 Prise Salz und das Backpulver mit dem Handrührgerät zu einem glatten Teig verarbeiten und 10 Minuten quellen lassen.

2 Den Speck in schmale Streifen schneiden und in einer beschichteten Pfanne knusprig ausbraten, das austretende Fett auffangen und beiseitestellen. Die Speckstreifen aus der Pfanne nehmen.

3 Das Eiweiß steif schlagen und vorsichtig unter den Pfannkuchenteig heben.

4 Die Birne waschen, halbieren, das Kerngehäuse entfernen und die Birnenhälften in schmale Scheiben schneiden.

5 Die Hälfte des Speckfettes wieder in die Pfanne geben und erhitzen. Die Hälfte des Teigs hineinfüllen, die Hälfte der Birnenspalten darauf verteilen und goldbraun backen. Den Pfannkuchen nach 3–4 Minuten wenden und von der anderen Seite goldbraun backen. Aus der Pfanne nehmen und warm stellen.

6 Aus den restlichen Zutaten einen weiteren Pfannkuchen backen und mit Speckstreifen und Preiselbeermarmelade servieren.

Roastbeef-Tomaten-Brot
geht schnell

Zubereitungszeit: 10 Minuten	
Eine Portion enthält:	
213 kcal/890 kJ	24 g Kohlenhydrate
13 g Eiweiß	0 g Laktose
7 g Fett	

Zutaten für 2 Portionen
- 2 Scheiben Vollkornbrot
- 2 TL Diätmargarine, milchzuckerfrei
- 2 Tomaten
- 2 Kopfsalatblätter
- 4 dünne Scheiben Roastbeef (ca. 60 g)
- Salz
- Pfeffer

Zubereitung

1 Die Vollkornbrote mit Diätmargarine bestreichen.

2 Die Tomaten waschen, halbieren, den Stielansatz entfernen und die Tomaten in schmale Scheiben schneiden.

3 Die Salatblätter waschen, trocken schütteln und zusammen mit dem Roastbeef und den Tomaten auf den Brotscheiben verteilen. Mit Salz und Pfeffer würzen und servieren.

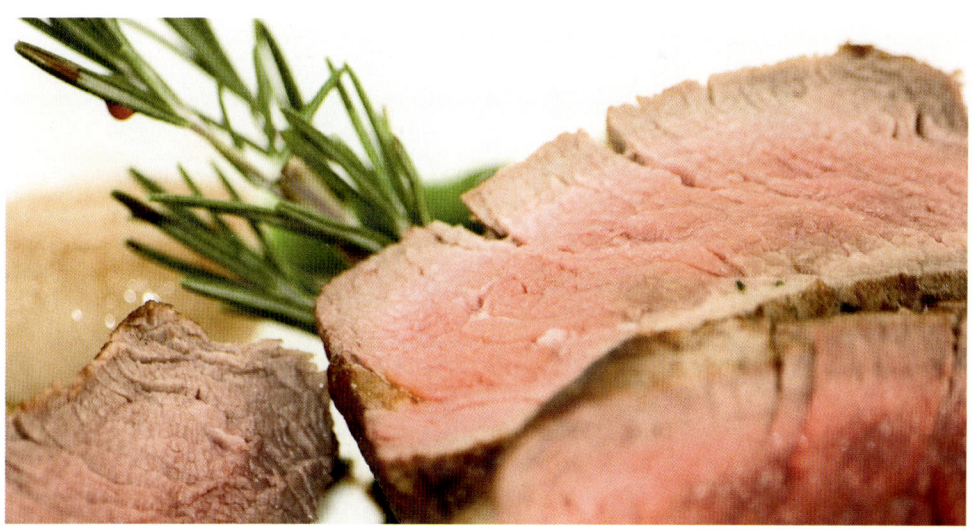

Schinkenwaffeln
gelingt leicht

Zubereitungszeit: 15 Minuten
Garzeit: ca. 10 Minuten

Eine Portion enthält:
414 kcal/1731 kJ   45 g Kohlenhydrate
14 g Eiweiß   0 g Laktose
19 g Fett

Zutaten für 2 Portionen

2 gehäufte EL Diätmargarine, milchzuckerfrei (ca. 35 g)

¼ TL Salz

125 g Weizenmehl, Typ 550

¼ TL Backpulver

2 Scheiben gekochter Schinken

½ TL Rapsöl zum Einfetten des Waffeleisens

Zubereitung

1 Die Margarine mit dem Handrührgerät schaumig schlagen. Das Salz, Mehl und Backpulver unterrühren und nach und nach 200 ml Wasser zugeben. Den Teig ca. 2–3 Minuten bei höchster Geschwindigkeit verrühren.

2 Den Schinken in schmale Streifen schneiden und vorsichtig untermengen.

3 Das Waffeleisen aufheizen und mit etwas Öl einfetten. Aus dem Teig nach und nach knusprige Waffeln backen.

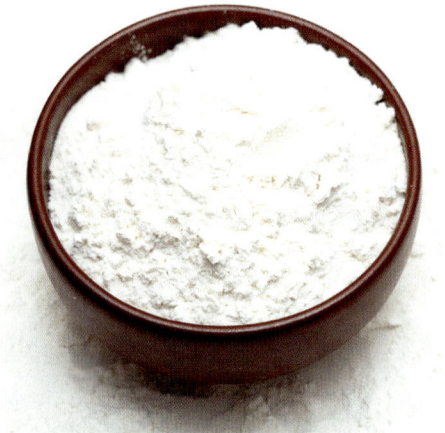

TIPPS UND TRICKS

Knusprig gebackene Waffeln werden schnell weich, wenn sie übereinander gestapelt werden. Legen Sie die Waffeln daher nebeneinander auf ein Kuchengitter. Alle Zutaten sollten gut vermischt sein, damit beim Backen eine gleichmäßige Bräune entsteht.

Kräuterwaffeln
würzig

Zubereitungszeit: 15 Minuten
Garzeit: ca. 10 Minuten

Eine Portion enthält:
351 kcal/1467 kJ	42 g Kohlenhydrate
7 g Eiweiß	0 g Laktose
17 g Fett	

Zutaten für 2 Portionen
- 2 gehäufte EL Diätmargarine, milchzuckerfrei (ca. 35 g)
- ¼ TL Salz
- 2 gehäufte EL Weizenmehl, Typ 550
- 1 gehäufter EL Haferflocken
- ¼ TL Backpulver
- 1 Bund frische Kräuter (z. B. Petersilie, Dill, Basilikum)
- ½ TL Rapsöl zum Einfetten des Waffeleisens

Zubereitung

1 Die Margarine mit dem Handrührgerät schaumig schlagen. Das Salz, Mehl, die Haferflocken und das Backpulver unterrühren und nach und nach 200 ml Wasser zugeben. Den Teig etwa 2–3 Minuten bei höchster Geschwindigkeit verrühren.

2 Die Kräuter waschen, trocken schütteln, die Blättchen von den Stängeln zupfen und fein hacken. Vorsichtig unter den Teig heben.

1 Das Waffeleisen aufheizen und mit etwas Öl einfetten Aus dem Teig nach und nach knusprige Waffeln backen.

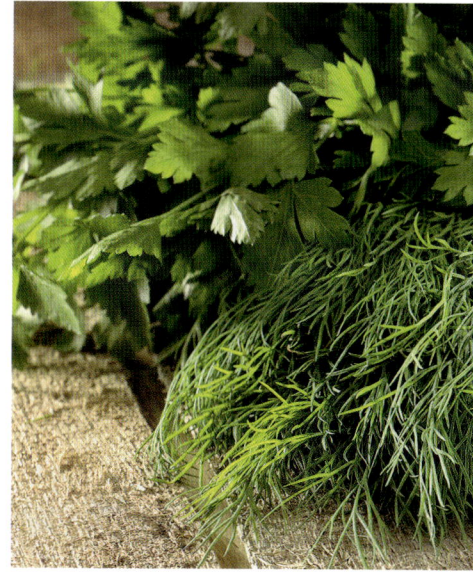

TIPPS UND TRICKS
Eine herzhafte Variante sind Kräuterwaffeln mit Dinkelmehl.

ANHANG

Adressen

Zentrum für Ernährungskommunikation, Diätberatung und Gesundheitspublizistik
Sven-David Müller
Wendenschlossstraße 439
12557 Berlin
Tel.: 030 74780900
E-Mail: diaetmueller@web.de
www.svendavidmueller.de

Verein für Laktoseintoleranz (VLI) e. V.
Maximilianstraße 9
89231 Neu-Ulm
Tel.: Kristin Rieken (Vorsitzende):
08161 715152
E-mail: info@vli-ev.de
www.vli-ev.de

Deutsche Gesellschaft für Ernährung (DGE) e. V.
Godesberger Allee 18
53175 Bonn
Tel.: 0228 3776600
E-Mail: webmaster@dge.de
www.dge.de

Bundeszentrale für gesundheitliche Aufklärung (BzgA)
Ostmerheimer Straße 220
51109 Köln
Tel.: 0221 89920
E-Mail: poststelle@bzga.de
www.bzga.de

Bundesverband für Gesundheitsinformation und Verbraucherschutz – Info Gesundheit e. V. (BGV)
Heilsbachstraße 32
53123 Bonn
Tel.: 0228 9379950
E-Mail: info@bgv-info-gesundheit.de
www.bgv-laktose.de

Weiterführende Adressen im Internet

www.laktose-freiheit.de
Informationen zum Thema Laktose, Laktoseintoleranz und zu laktosefreien Produkten

www.laktose.net
Informationsportal zum Thema Laktoseintoleranz

www.libase.de
Informationsportal zum Thema Laktoseintoleranz, das Betroffenen eine Möglichkeit gibt, sich ausgiebig zu informieren und auszutauschen

www.dgem.de
Deutsche Gesellschaft für Ernährungsmedizin e. V.

www.diaetverband.de
Bundesverband der Hersteller von Lebensmitteln für besondere Ernährungszwecke (kurz: Diätverband e. V.)

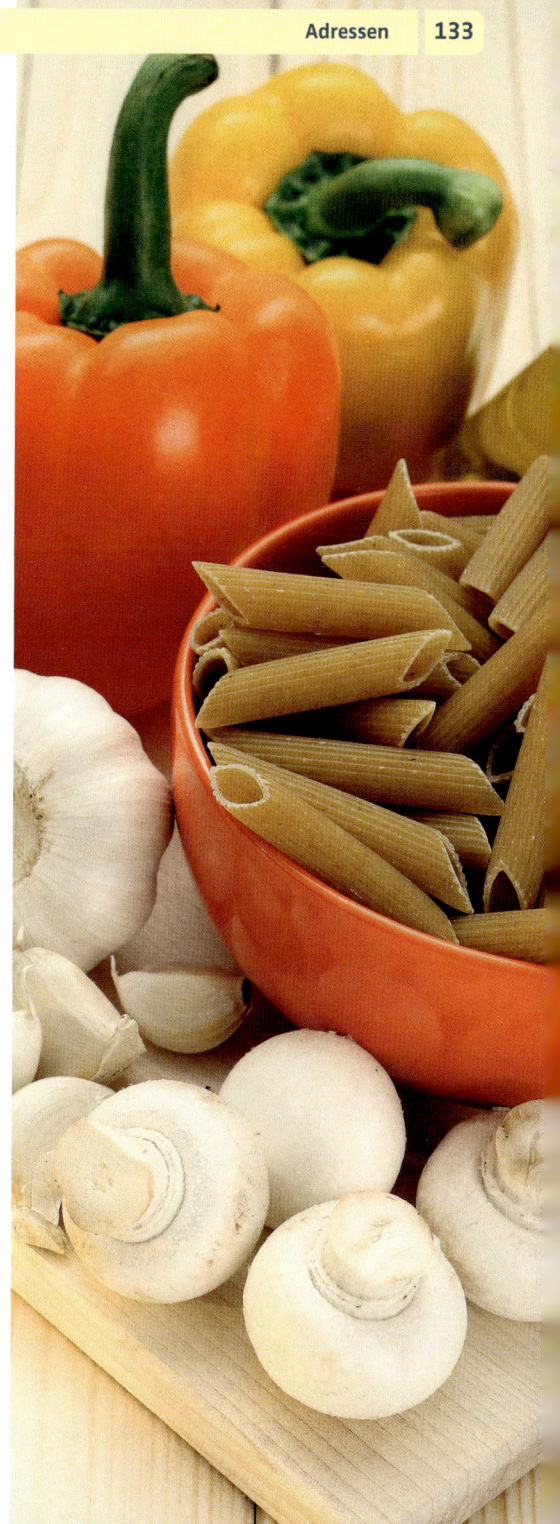

Register

Alkohol 30, 37
Atemtest 16

Bakterien 12, 16, 20
Ballaststoffe 12, 30, 34ff.
Bauchschmerzen/-krämpfe 6, 10, 12f., 15
Bauchspeicheldrüse 10
Blähungen 6, 10, 12, 15

Darmentzündung 10
Dickdarm 12f., 16
Dünndarm 10, 12, 16, 40
Durchfall 6, 10, 15

Eiweiß 10, 28, 31f.
Enzyme 7, 10, 12ff., 28, 31, 45
Erbrechen 12

Fette 26, 30ff.
Fertiggerichte 22, 44

Gewichtsabnahme 15

Kalzium 7, 28, 30, 38, 40, 44f.
Kohlenhydrate 9f., 30ff., 34, 36, 38, 42f.

Laktase 9ff., 19f., 25, 28, 31, 45
Laktosetoleranztest 16

Medikamente 14, 22

Nährstoffe 10, 30f., 34

Sodbrennen 10
Soja 26, 28, 32, 40, 44f., 48, 54, 56f., 59, 68, 74, 86, 105
Speiseröhre 10

Übelkeit 12f.

Verdauung 10, 12, 25
Verstopfung 10
Vitamine 12, 30ff., 37ff.

Wasser 12f., 15, 30f., 37
Wirkstoffe 30f.

Register

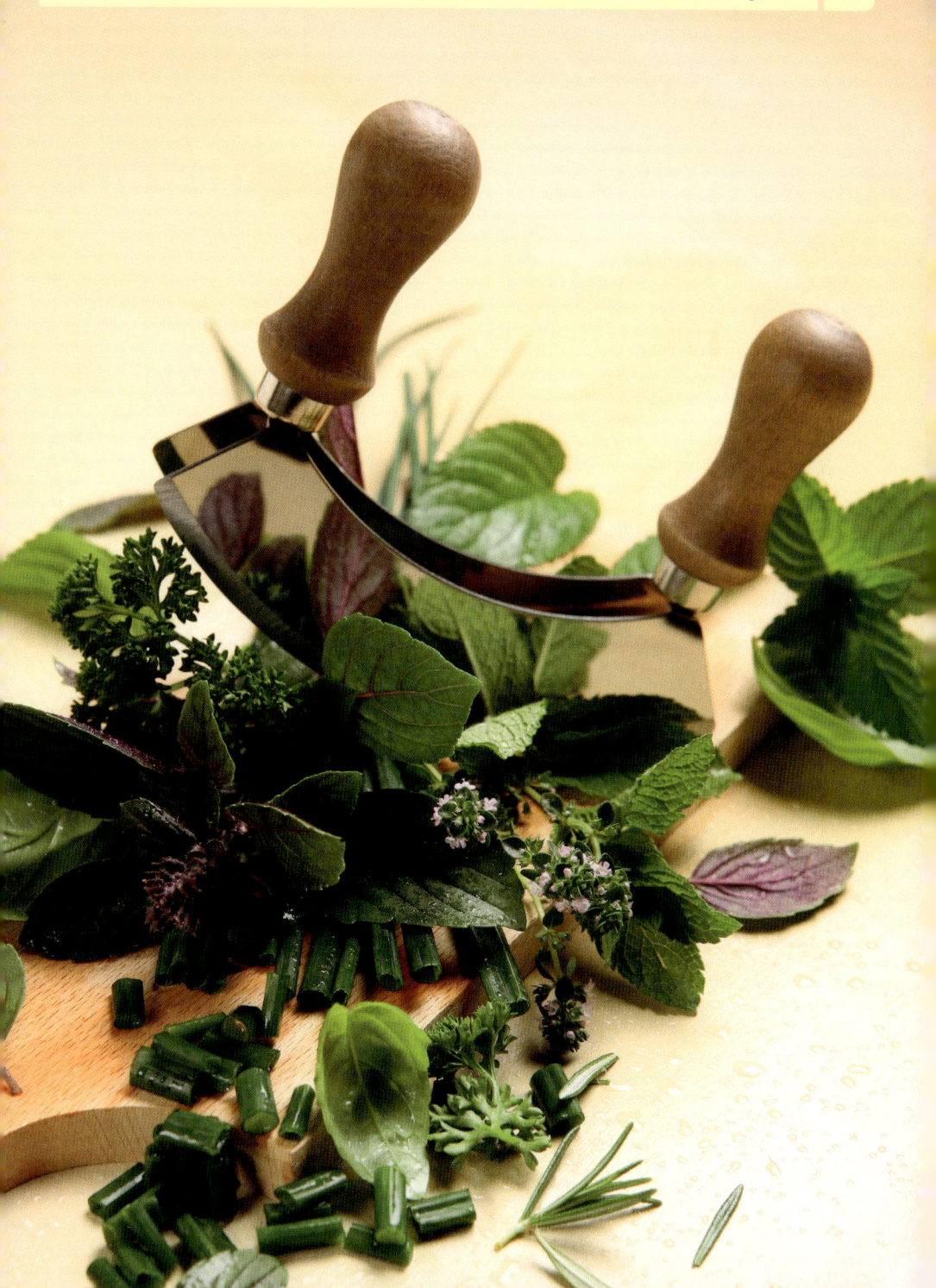

Bibliografische Information der Deutschen Nationalbibliothek
Die Deutsche Nationalbibliothek verzeichnet diese Publikation in der Deutschen Nationalbibliografie; detaillierte bibliografische Daten sind im Internet über http://dnb.ddb.de abrufbar.

ISBN 978-3-89993-583-7

Fotos:
Ingo Wandmacher: 25, 27, 46/47, 49, 53, 55, 65, 66, 73, 77, 89, 91, 93, 101, 109, 117, 121, 127, 135, 136
fotolia.com: Gabrieldome: 6; 12foto.de: 8/9; bilderbox: 11; Philip Lange: 13; Marin Conic: 17; Udo Kroener: 18/19; AP: 28; emmi: 35, 90; Food: 50; quayside: 54; AGphotographer: 56; Twilight_Art_Pictures: 59; Barbara Pheby: 61; Bartlomiej Nowak: 62; mspd: 70; Sergei Didyk: 76; abcmedia: 80, 81; ExQuisine: 82; arashamburg: 83; Kimsonal: 94; manla: 98; Udo Kroener: 100; Tomo Jesenicnik: 112; Gaël Nicolas: 114; Danil Chepko: 120; Stephanie Bandmann: 123; Stocksnapper: 124; Carmen Steiner 131; Monika Adamczyk: 133
iStockphoto.com: Floortje: 2, 5; knape: 21; Debora Pisani: 23; diane555: 29; Heike Kampe: 31; Tanya_F: 33; Adventure_Photo:39; Carlos Gawronski: 51; Wouter van Caspel: 52; Ivonne Wierink: 57; Roberto A Sanchez: 63; Barbara Dudzińska: 67; Robert Churchill: 69; dirkr: 74; Joan Vicent Cantó: 75; Piotr Rzeszutek: 79; Elena Eliseeva: 86; Lew Robertson: 87; FotografiaBasica: 96, 103; Marianna Bettini: 97; Liza McCorkle: 99; Greg Nicholas: 102; KateLeigh: 104; Patricia Gower: 105; Igor Vesninov: 106; Creacart: 107; Matteo De Stefano: 108; Jack Puccio: 110; ishai01: 111; Eddie Berman: 113; Libortom: 118; FotografiaBasica: 122; Liza McCorkle: 125; Ksenia Kozlovskaya: 126; Dan Chippendale: 129; Stepan Popov: 130
MEV-Verlag: 1, 41, 58, 60, 64, 85, 95, 115, 116, 119
Umschlag: Titelfoto: mauritius images; vordere Klappe (innen): Liv Friis-larsen – fotolia.com; hintere Klappe (innen): Yvonne Bogdanski – fotolia.com

© 2010 Schlütersche Verlagsgesellschaft mbH & Co. KG
Hans-Böckler-Allee 7, 30173 Hannover
www.schluetersche.de

Autoren und Verlag haben dieses Buch sorgfältig geprüft.
Für eventuelle Fehler kann dennoch keine Gewähr übernommen werden.
Alle Rechte vorbehalten. Das Werk ist urheberrechtlich geschützt.
Jede Verwertung außerhalb der gesetzlich geregelten Fälle muss vom Verlag schriftlich genehmigt werden.

Lektorat: Sylvia Winnewisser, Wiesbaden
Layout: Groothuis, Lohfert, Consorten, Hamburg
Covergestaltung: Kerker + Baum Büro für Gestaltung, Hannover
Satz: Die Feder Konzeption vor dem Druck GmbH, Wetzlar
Druck und Bindung: Grafisches Centrum Cuno GmbH & Co. KG, Calbe
Hergestellt in Deutschland.